GRÜNE SMOOTHIES

365

TOP REZEPTE

GRÜNE SMOOTHIES

365

TOP REZEPTE

ANITA BAIER

ISBN: 9781720394655
Imprint: CreateSpace Independent Publishing Platform

EINLEITUNG

In der heutigen Zeit ernähren sich die meisten Menschen ungesund. Es werden zu viel Fleisch, zu viele Fette, zu viel Zucker gegessen. Dazu kommen noch eine Menge Fertiggerichte, die voller Konservierungsstoffe sind. Langfristig wirkt sich das verheerend auf die Gesundheit aus, und führt immer häufiger zu den berüchtigten Zivilisationskrankheiten wie Diabetes, Herz-Kreislauferkrankungen, Bluthochdruck, um nur einige zu nennen.

Es werden einfach zu viele Proteine, Fette und Kohlenhydrate über die Nahrung aufgenommen, und zu wenige Vitalstoffe, wie Vitamine und Mineralien. Diese wertvollen Nährstoffe sind vor allem in Lebensmitteln pflanzlichen Ursprungs enthalten, also in Gemüse, Obst, Samen und Nüssen. Gerade in der heutigen Zeit, in der wir starken Umweltbelastungen und viel Stress ausgesetzt sind, ist eine gesunde Ernährung wichtiger denn je.

Und gerade grüne Smoothies können hierzu einen wesentlichen Beitrag leisten. Sie sind richtige Kraftpakete, die Energie liefern, das Immunsystem stärken und dazu beitragen, die inneren Organe (Leber, Nieren, usw.) in ihrer wichtigen Funktion zu unterstützen.

In diesem Buch werden Sie erfahren was grüne Smoothies sind, welche Inhaltsstoffe die verschiedenen Obst- und Gemüsesorten enthalten und welche Wirkung diese auf Ihren Organismus haben. Tipps zum Kauf des richtigen Mixers und ein Saisonkalender, der Ihnen aufzeigt welche Obst- und Gemüsesorten Sie erntefrisch kaufen können, finden Sie auch. Die 365 ausgewählten Rezepte werden es Ihnen dann leicht machen, grüne Smoothies in Ihren Alltag einzubauen.

Viel Spaß beim lesen.

Inhaltsverzeichnis

1. GRÜNE SMOOTHIES

1.1 Was sind grüne Smoothies?

Die Hauptbestandteile von grünen Smoothies sind Gemüse (vorwiegend grünes Blattgemüse), Obst und Wasser oder eine andere Flüssigkeit. Dazu kann man, nach Belieben, Pflanzengrün sowie Wildkräuter, Samen, Nüsse, oder andere Zutaten dazugeben.

Was die Zusammensetzung anbelangt, wäre idealerweise ein Verhältnis von ca. 60% Gemüse zu ca. 40% Obst am Besten. Da man sich aber am Anfang an den eher bitteren Geschmack vom grünen Gemüse gewöhnen muss, kann man mit genau dem umgekehrten Verhältnis starten. In diesem Buch finden Sie sowohl Rezepte mit einem hohen Anteil an Gemüse, wie auch solche wo der Anteil von Obst überwiegt. Nach einer ersten Gewöhnungsphase sollte man aber vor allem auf Rezepte mit hohem Gemüseanteil zurückgreifen. Obst enthält viel Fruchtzucker und deshalb ist der Verzehr von großen Mengen nicht empfehlenswert.

Grüne Smoothies enthalten eine Fülle an Vitaminen, Mineralstoffen, sekundären Pflanzenstoffen und Spurenelementen.

Ein weiterer Vorteil liegt darin, dass durch die Zerkleinerung der Zutaten mehr Nährstoffe frei werden, als es durch einfaches zerkauen möglich wäre. Auf diese Weise nimmt unser Organismus einfach mehr Nährstoffe auf.

Die Weltgesundheitsorganisation empfiehlt den Verzehr von 5 Portionen Obst und Gemüse täglich. Mit einem grünen Smoothie am Tag haben Sie einen großen Teil davon abgedeckt.

1.2 Vorteile von grünen Smoothies

Der Konsum dieser Mixgetränke führt im allgemeinen zu einer besseren Verdauung. Der ganze Verdauungsapparat fängt an effizienter zu arbeiten, wodurch die Nahrung schneller und besser verdaut wird.

Dadurch dass auch unsere Entgiftungsorgane (Leber, Galle, Nieren, Darm) effizienter arbeiten, werden die Giftstoffe, die wir durch die Nahrung aufnehmen, wirksamer und schneller ausgeschieden. Das führt nicht nur zu einem allgemeinen besseren Wohlbefinden, sondern auch zu einer Stärkung des Immunsystems.

Weitere Effekte der grünen Smoothies sind auch nicht zu ignorieren. Der Stuhlgang verbessert sich, der Cholesterinspiegel wird gesenkt und es wird der Bildung von Nieren- und Gallensteinen entgegengewirkt. Dies alles führt langfristig zur Entschlackung des Körpers und zu einem dauerhaften besseren Gesundheitszustand.

Die grünen Mixgetränke können auch hervorragend bei einer Abnehm-Diät eingesetzt werden.

Dabei reicht es eine Hauptmahlzeit mit einem grünen Smoothie zu ersetzen. Bevorzugen sollte man in diesem Fall Rezepte, bei denen der Anteil an Gemüse besonders hoch ist und wo nur Wasser verwendet wird, da dieses, im Gegensatz zu allen anderen Flüssigkeiten, null Kalorien aufweist.

Für eine Entgiftungskur eignen sich grüne Smoothies auch ganz besonders. Durch schlechte Ernährung und übermässigen Stress werden unsere inneren Organe stark belastet und in deren Funktion, Giftstoffe aus unserem Körper auszuscheiden, geschwächt, was zu verschiedenen Krankheiten führen kann. Mit einer auf grünen Smoothies basierenden Entgiftungskur werden die Reinigungsorgane (Leber, Nieren, etc.) in deren Arbeit unterstützt, was zu einer vermehrten Ausscheidung von Giftstoffen aus unserem Organismus führt.

1.3 Der richtige Mixer

Im Handel gibt es eine enorme Zahl an Mixern, sodass man als Verbraucher nur die Qual der Wahl hat. Die Preisspanne reicht von 30 bis 600 euro und darüber.

Für welches Gerät sollte man sich also entscheiden ? Wie immer ist das richtige Werkzeug von großer Bedeutung, wenn man gute Ergebnisse erzielen will. Das gilt natürlich auch für die Zubereitung der grünen Mixgetränke. Wenn Sie glauben, dass Sie mit einem billigen Gerät schmackhafte Smoothies fertigen können, dann werden Sie eine herbe Enttäuschung erleben. Was jetzt nicht heißen soll, dass Sie ein superprofessionelles Gerät für 600 euro oder mehr kaufen sollten. Es sei denn, Sie wollen 50 oder mehr Smoothies am Tag zubereiten. Für den normalen Hausgebrauch kann man heutzutage schon gute Geräte in der Preiskategorie 150-200 euro finden.

Ohne irgendwelche Empfehlungen für die eine oder andere Marke geben zu wollen, möchte ich nachfolgend auf die wichtigsten Eigenschaften hinweisen, auf die Sie beim Kauf achten sollten.

Als erstes ist da die Leistung. Dieses ist eines der wichtigsten Kriterien überhaupt für den Kauf eines guten Mixers. Billige Geräte weisen meistens Leistungen von 400-500 Watt oder knapp darüber auf. Damit kommt man aber nicht weit. Solche Leistungen reichen nicht aus, um die Fasern vom Gemüse gut genug aufzuspalten und das Ergebnis sind dann Getränke voller Klumpen, anstatt Smoothies von cremiger Konsistenz. Dazu kommt, dass bei einer geringen Leistung der Motor überlastet ist, schnell heiß wird und in relativ kurzer Zeit den Geist aufgeben kann. Deshalb sollte die minimale Leistung bei 1.000 Watt liegen, ober besser etwas darüber (1.200-1.500).

Ein weiteres wichtiges Kriterium stellt die Drehzahl dar. Diese sollte bei mindestens 25.000 Umdrehungen/Minute liegen.
Dann sind da noch das Gewicht, das Volumen und das Material des Behälters, wie die verschiedenen Leistungsstufen und Funktionen. Um gut arbeiten zu können, sollte ein gutes Gerät auch stabil, also nicht zu leicht sein: 3 Kg sollte es schon mindestens auf die Waage bringen. Der Behälter sollte entweder aus Glas oder aus Tritan (ein BPA-freier Kunststoff) sein und ein Volumen von mindestens 1,5 Liter aufweisen.

Die Leistungsstufen sollten mindestens 3 sein, und das Gerät sollte eine Puls-Funktion haben (also die Möglichkeit per Knopfdruck den Mixer sofort auf Höchstleistung zu bringen), sowie eine Ice-Crush-Funktion (die Möglichkeit Eiswürfel zu verarbeiten). Die meisten Geräte weisen heutzutage auch eine Smoothie-Funktion auf, was natürlich sehr praktisch ist.

Nachfolgend werden die wichtigsten Eigenschaften noch einmal aufgelistet:

Leistung: 1.000-1.500 Watt
Drehzahl: Mindestens 25.000/Min.
Gewicht: 3-6 Kg.
Leistungsstufen: 3-5
Puls-Funktion: JA
Ice-Crusher: JA
Smoothie Funktion: JA
Volumen des Behälters: 1,5-2 Liter
Material des Behälters: Glas oder Tritan

1.4 Wie wird ein grüner Smoothie zubereitet?

Die Vorgehensweise bei der Zubereitung ist relativ einfach und kann in wenigen Schritten vollbracht werden.

1. Gemüse waschen, grob zerkleinern und als erstes in den Mixer geben.
2. Danach das Obst[1] waschen, entkernen, zerkleinern und gemeinsam mit eventuellen anderen Zutaten in den Mixer geben. Die Schale sollte nur bei Obstsorten entfernt werden, bei denen sie ungenießbar ist (wie z.B. Orangen, Bananen, Kiwis, usw.).
3. Nun etwas Flüssigkeit zugeben und für circa 15* Sekunden mixen.
4. Am Ende die restliche Flüssigkeit zugeben, bis die gewünschte Sämigkeit erreicht ist, und für weitere 5-10* Sekunden mixen.

Die Konsistenz eines Smoothies ist sehr individuell und hängt vom eigenen Geschmack ab. Deshalb ist es ratsam, nicht sofort zu viel Flüssigkeit in den Mixer zu geben. Einen zu festen Smoothie kann man leicht flüssiger machen, umgekehrt ist es komplizierter.

Die oben geschilderte Vorgehensweise ist immer die gleiche. Eine Wiederholung der Prozedur bei jedem einzelnen Rezept schien mir deshalb unnötig. Sie hätte nur die Seitenanzahl dieses Buches erhöht, ohne einen konkreten Nutzen für den Leser darzustellen.

[1]Versuchen Sie, soweit wie möglich, reifes Obst zu verwenden. Es ist süßer als unreifes und deshalb besser geeignet den etwas bitteren Geschmack vom grünen Gemüse auszugleichen. Dazu kommt, dass unreifes Obst auch schwerer zu verdauen ist.

*Richtwerte.
Die Zeiten können bei einigen Rezepten leicht variieren.

2. DIE ZUTATEN

2.1 Die Zutaten und ihre Inhaltsstoffe

Aloe Vera – *Vitamine*: A, B1, B2, B3, B6, B9, B12, C, E.
Mineralien: Calcium, Eisen, Phosphor, Kalium, Magnesium, Natrium, Kupfer und Zink. Stärkt das Immunsystem und fördert die Verdauung.
Ananas – *Vitamine*: B3, B5, C, E.
Mineralien: Kalium, Calcium, Eisen, Magnesium, Zink.
Apfel – *Vitamine*: A und C.
Mineralien: Kalium, Eisen, Calcium. Magnesium.
Aprikose – *Vitamine*: A, B1, B2, C.
Mineralien: Kalium, Calcium, Phosphor.
Avocado – *Vitamine*: A, B, E.
Mineralien: Calcium, Kalium, Magnesium.
Banane – *Vitamine*: B, C, E.
Mineralien: Natrium, Calcium, Kalium, Magnesium, Zink, Eisen.
Birne – *Vitamine*: B und C.
Mineralien: Kalium, Magnesium, Calcium, Phosphor, Zink, Kupfer.
Blaubeere – *Vitamine*: B, C, E, Carotinoide (Provitamin A).
Mineralien: Eisen, Calcium, Phosphor, Kalium, Zink, Mangan.
Brombeere – *Vitamine*: A, B3, B5, C, E, K.
Mineralien: Kalium, Calcium, Phosphor, Magnesium, Eisen, Zink.
Chia Samen – überdurchschnittlich reich an Antioxidantien, Proteinen, Ballaststoffen, Vitaminen (A, B1, B3, E) und Mineralstoffen (Calcium, Eisen, Magnesium, Kalium, Bor, Zink). Sie haben weiterhin das höchste Omega-3-Vorkommen überhaupt (über 18 Gramm pro 100 Gramm-10 Mal mehr als Lachs). Laut einer Studie des Nutritional Science Research Institute (Massachusetts, USA) haben Chia Samen einen natürlichen blutverdünnenden Effekt, der

das Risiko eines Schlaganfalls oder Herzinfarkts deutlich senkt. Weiterhin kommt die Studie zum Ergebnis, dass Chiasamen den Blutzuckerspiegel positiv beeinflussen und diesen regulieren können.

Clementine- *Vitamine*: A und C.
Mineralien: Kalium, Natrium, Calcium, Magnesium, Eisen.

Dattel - *Vitamin* B.
Mineralien: Eisen, Calcium, Magnesium, Phosphor, Kalium.

Erdbeere – *Vitamine*: A und C.
Mineralien: Calcium, Eisen, Zink.

Feige – *Vitamine*: B1 und B2.
Mineralien: Calcium, Kalium, Eisen, Zink.

Feldsalat – Vitamine: A und C.
Mineralien: Calcium, Phosphor, Natrium, Eisen, Kalium.

Fenchel- *Vitamine*: A und C.
Mineralien: Kalium, Calcium, Schwefel, Phosphor, Magnesium, Eisen, Zink. Wirkt schleimlösend, hilft gegen Husten und Schnupfen.

Gerstengras –*Vitamine*: B1 und C.
Mineralien: Calcium, Eisen, Zink. Senkt den Cholesterinspiegel, wirkt entsäuernd , fördert die Verdauung.

Goji-Beere – *Vitamine*: Beta Carotin (Provitamin A),B1, B2, B3, C, E.
Mineralien: Natrium, Magnesium, Calcium, Kalium und Eisen. Stärkt das Immunsystem, hat eine positive Wirkung auf die Darmflora, senkt den Cholesterinspiegel.

Granatapfel – *Vitamine*: A, B, C, E.
Mineralien: Calcium, Kalium, Magnesium, Phosphor, Eisen, Kupfer, Mangan.

Grapefruit – *Vitamine*: A, C, E.
Mineralien: Natrium, Kalium, Magnesium, Calcium, Eisen, Zink.

Grünkohl- *Vitamine*: A, B6, C, K.
Mineralien: Calcium, Magnesium, Eisen.

Gurke – *Vitamine*: A, B1, C.
Mineralien: Calcium, Zink, Eisen, Magnesium, Kalium, Phosphor.

Hagebutte - *Vitamine*: A, B6, C.
Mineralien: Calcium, Magnesium, Eisen. Stärkt das Immunsystem, senkt den Cholesterinspiegel, hilft gegen Erkältung.
Hanfsamen – *Vitamine*: A, B, C, D, E.
Mineralien: Calcium, Kalium, Magnesium, Schwefel und Eisen. Omega-3 und Omega-6-Fettsäuren, Gamma-Linolensäure, viele Antioxidantien. Stärkt das Immunsystem, wirkt entzündungshemmend, fördert den Stoffwechsel.
Himbeere – *Vitamine*: B und C.
Mineralien: Kalium, Calcium, Magnesium, Eisen, Mangan.

Honig - Wirkt bakterienhemmend, hilft bei Erkältung, Husten, Halsschmerzen, Heiserkeit.
Honigmelone – *Vitamine*: B1, B2, B6, C, E.
Mineralien: Natrium, Kalium, Calcium, Magnesium, Eisen, Zink.
Ingwer – *Vitamine*: B6 und C.
Mineralien: Magnesium, Calcium, Eisen.
Stärkt das Immunsystem, schützt die Magen- Darmfunktion, fördert die Fettverbrennung. Entzündungshemmend, blutdrucksenkend, verdauungsanregend, hilft gegen Husten.
Joghurt – *Vitamine*: A und B6.
Mineralien: Kalium, Calcium, Natrium, Magnesium.
Johannisbeere – *Vitamine*: A, B2, B6, C, K.
Mineralien: Kalium, Calcium, Magnesium, Eisen.
Karotte- *Vitamine*: A, B, C, E.
Mineralien: Kalium, Natrium, Phosphor, Calcium, Magnesium, Zink, Eisen.
Kirschen –*Vitamine*: A, B1,B2, C, E.
Mineralien: Kalium, Phosphor, Calcium, Magnesium, Natrium.
Kiwi – *Vitamine*: B, C, E.
Mineralien: Magnesium, Phosphor, Kalium, Calcium, Eisen.
Kokosmilch – *Vitamine*: B1, B2, B3, B4, E, C.
Mineralien: Natrium, Kalium, Calcium, Phosphor, Magnesium, Eisen, Zink, Mangan und Kupfer.

Kokoswasser – *Vitamine*: B1, B2, B3, B5, B6, B7, B9, C.
Mineralien: Calcium, Kalium, Magnesium, Natrium, Phosphor, Eisen, Kupfer, Mangan und Zink.
Kopfsalat – *Vitamine*: A, B1, B2, C.
Mineralien: Natrium, Magnesium, Phosphor, Calcium, Kalium, Eisen
Leinsamen – Hoher Anteil an Omega3 Fettsäuren.
Vitamine: B1, B6, E.
Mineralien: Kupfer, Mangan, Magnesium, Phosphor, Selen.
Stärkt das Herz-Kreislauf-System, hilft bei Bluthochdruck, wirkt entzündungshemmend, senkt den Cholesterinspiegel, fördert die Verdauung, schützt die Leber, reguliert den Blutzuckerspiegel.
Limette - *Vitamine*: B1, B2, B6, C, E, Beta-Carotin (Provitamin A)
Mineralien: Calcium, Magnesium, Eisen, Zink.
Löwenzahn – *Vitamine*: Beta-Carotin (Provitamin A), C, K.
Mineralien: Kalium, Calcium, Mangan, Eisen.
Stark harntreibend, wirkt entwässernd und Blutdrucksenkend.
Mandelmilch - *Vitamine*: B1, B3, B5, B6, B9, C, E, K.
Mineralien: Magnesium, Calcium, Eisen, Kalium, Zink, Phosphor.
Mandelmilch ist frei von Laktose, und somit geeignet für Menschen mit einer Laktoseintoleranz.
Mango – *Vitamine*: B1, B6, C, E.
Mineralien: Magnesium, Kalium, Calcium, Mangan, Zink.
Mangold – *Vitamine*: A, B1, B2, C.
Mineralien: Kalium, Calcium, Magnesium, Eisen.
Matcha – *Vitamine*: A, B, E, C.
Mineralien: Kalium, Calcium, Eisen.
Regt den Stoffwechsel an, verbessert die körperliche Ausdauer, unterstützt den Fettabbau und fördert die Reaktionsfähigkeit.
Stärkt das Immunsystem und die Abwehrzellen.
Milch – *Vitamine*: A, B1, B2, B6, B12, D, E, K.
Mineralien: Calcium, Eisen, Kalium, Magnesium.

Mirabelle – *Vitamine*: A, B1, B2, B3, C.
Mineralien: Kalium, Phosphor, Magnesium, Calcium, Eisen, Natrium.
Nektarine – *Vitamine*: B, C, E, Beta-Carotin (Provitamin A).
Mineralien: Natrium, Kalium, Calcium, Magnesium, Eisen, Zink.
Olivenöl – Reich an einfach ungesättigten Fettsäuren und Polyphenolen. Senkt den Cholesterinspiegel, stärkt das Herz-Kreislauf-System, und hat ein Anti-Aging Effekt.
Orange - *Vitamine*: C, B.
Mineralien: Kalium, Magnesium, Calcium.
Papaya – *Vitamine*: A, C.
Mineralien: Magnesium, Kalium, Calcium, Natrium.
Petersilie – *Vitamine*: A, C, K, Beta Carotin (Provitamin A).
Mineralien: Calcium, Magnesium, Phosphor, Eisen, Mangan, Kalium.
Pfirsich – *Vitamine*: A, B1, B2, C, E.
Mineralien: Kalium, Calcium, Phosphor, Magnesium.
Pflaume – *Vitamine*: B, C, E.
Mineralien: Eisen, Magnesium, Kalium, Kupfer, Zink.
Preiselbeere – *Vitamine*: Beta Carotin (Provitamin A), B1, B2, B6, C, E.
Mineralien: Kalium, Calcium, Magnesium, Phosphor.
Reismilch – Laktosefrei, daher geeignet für Menschen mit einer Laktoseintoleranz. Kann als Milchersatz bei veganer Ernährung dienen, ist aber sehr arm an Vitaminen und Mineralien.
Rote Beete- *Vitamine*: B1, B2, B6, C.
Mineralien: Kalium, Calcium, Eisen, Kupfer, Magnesium, Mangan, Phosphor, Zink.
Rucola – *Vitamine*: A, C.
Mineralien: Eisen, Calcium, Kalium.
Sauerampfer – *Vitamin* C.
Mineralien: Kalium, Magnesium, Eisen.
Stärkt das Immunsystem, wirkt blutdrucksenkend und verdauungsanregend. Menschen mit Nierenerkrankungen, Arthritis, Gicht, oder Rheuma sollten auf den Verzehr verzichten.

Sellerie – *Vitamine*: B1, B2, B12, C, E.
Mineralien: Calcium, Eisen, Kalium.
Sojamilch - Dient als Milchersatz bei einer veganen Ernährung. Für Menschen mit stark erhöhtem Blutfettspiegel oder mit einer Laktoseunverträglichkeit ist Sojamilch auf jeden Fall gesünder als Kuhmilch, denn sie enthält weder Cholesterin noch Laktose. Enthält weniger Vitamin B2 und Calcium als Kuhmilch. Vitamin B12 fehlt vollkommen.
Spinat – *Vitamine*: C, Beta Carotin (Provitamin A).
Mineralien: Eisen, Magnesium, Kalium.
Spitzwegerich- *Vitamin* C.
Mineralien: Kalium, Zink.
Wirkt entzündungshemmend, antibakteriell, harntreibend. Hilft bei Entzündungen im Mund- Rachenraum. Besonders geeignet gegen Husten.
Stevia – Enthält weder Kalorien noch Zucker, reguliert den Blutzuckerspiegel, schützt die Zähne vor Kariesbefall, stärkt das Immunsystem. Geeignet für Diabetiker als Zuckerersatz.
Traube –*Vitamine*: C, B1, B2, B6, E, Beta-Carotin (Provitamin A).
Mineralien: Natrium, Kalium, Calcium, Eisen, Zink, Magnesium.
Wassermelone –*Vitamine*: A, C.
Mineralien: Calcium, Eisen, Natrium.
Zitrone – *Vitamine*: C, A, B1, B2, B5, E.
Mineralien: Calcium, Eisen, Magnesium.
Zimt – Kann die Blutzuckerwerte und außerdem den Cholesterinspiegel senken. Gleichzeitig kurbelt Zimt den Stoffwechsel an, was hilfreich sein kann, wenn man Gewicht verlieren möchte. Wirkt verdauungsfördernd, antibakteriell, und verbessert die Durchblutung.

2.2 Wirkung der Inhaltsstoffe auf den Organismus

VITAMINE

Vitamin A -Stärkt die Abwehrkräfte. Gut für Schleimhäute, Augen, Knochen, Zähne.
Vitamin B1 – Gut für: Stoffwechsel, Verdauung, Herz, Gedächtnis, Wundheilung.
Vitamin B2 - Stärkt Haut und Haare, Stoffwechsel, Sehstärke, Fruchtbarkeit, Schilddrüse.
Vitamin B5 - Sorgt für Vitalität und Energie, stärkt Stoffwechsel, Farbpigmente der Haare, Nerven, und Konzentration.
Vitamin B6 - Stärkt Vitalität und Abwehrkräfte, sorgt für eine optimale Verwertung von Eiweiß, und für stabilen Blutzucker.
Vitamin B12 - Stärkt den Knochenaufbau, Gehirn und Nerven. Spielt eine wichtige Funktion bei der Bildung von Muskeln und roter Blutkörperchen. Steigert die Fettverbrennung.
Vitamin C - Bekämpft freie Radikale (Anti-Aging-Wirkung), stärkt Bindegewebe, Haut, Zahnfleisch, Konzentration.
Vitamin E - Stärkt die Durchblutung und das Herz-Kreislauf-System, bekämpft freie Radikale, hilft bei Wundheilung und Stressbewältigung.
Vitamin K - Stärkt die Herzfunktion und den Knochenaufbau, kontrolliert die Blutgerinnung.

MINERALIEN

Calcium – Sorgt für gesunde Knochen und Zähne, steigert die Herzfunktion. Trägt zu einer normalen Muskelfunktion und zu gesundem Schlaf bei. Leitet Impulse zu den Nerven.
Eisen – Leistet einen wichtigen Beitrag zur Bildung von roten Blutkörperchen und Hämoglobin. Sorgt für einen normalen Sauerstofftransport im Körper, und für ein gut funktionierendes Immunsystem. Stärkt die Herzfunktion und die Abwehrkräfte.

Kalium – Von zentraler Bedeutung für die Herzfunktion und die Muskelkontraktion, und damit für die Verdauung, die Muskeltätigkeit, die Funktion des Gehirns und der Nerven. Sorgt für die Energiegewinnung, den Abbau von Schadstoffen, und den Erhalt eines normalen Blutdrucks.

Kupfer – Wichtig für Sauerstoffversorgung und Bildung von Antikörpern. Sorgt für die Pigmentierung von Haut und Haaren. Hilft bei der Stressbewältigung.

Magnesium - Verwertet Kohlenhydrate und Fette zwecks Energiegewinnung. Sorgt für gesunde Zähne und Knochen, für eine normale Muskel- und Nervenfunktion. Bekämpft Erschöpfungserscheinungen und Müdigkeit.

Mangan – Reguliert den Stoffwechsel, sorgt für gesunden Schlaf und eine gute Knochenstruktur. Unterstützt die Konzentrationsfähigkeit und hilft bei der Entgiftung des Körpers.

Natrium – Besonders wichtig für die Nervenleitung und die Muskelkontraktion. Reguliert den Wasseraushalt und den Blutdruck, und beeinflusst die Aktivität gewisser Enzyme.

Phosphor – Kommt im menschlichen Körper nicht in reiner Form, sondern in Verbindung mit Sauerstoff, in Form von Phosphat, vor. Ist ein wichtiger Baustein von Knochen und Zähnen. Wirkt entzündungshemmend, und spielt eine relevante Rolle bei der Energiebereitstellung.

Zink – Wird für die Zellteilung benötigt, damit ist es ein wichtiges Element für Haut und Bindegewebe. Hilft bei der Wundheilung, stärkt das Immunsystem und die männliche Potenz.

3. REZEPTE

Die Rezepte sind in zwei Hauptkategorien unterteilt: Rezepte mit Wasser und Rezepte mit anderen Flüssigkeiten.

Innerhalb dieser Kategorien finden sich wiederum Unterkategorien, entsprechend dem Gemüse, das als Basis für das jeweilige Rezept verwendet wurde.
Jedes Rezept ergibt eine Menge von 1 bis 2 Portionen.

Bei der Namensgebung sind keine Fantasienamen verwendet worden, stattdessen werden im Namen der einzelnen Rezepte die Hauptzutaten genannt.

3.1 REZEPTE MIT WASSER

Basis Spinat

3.1.1 Spinat-Banane-Erdbeere

Zutaten:

- 150 g Spinat
- 1 kleine Banane
- 8-10 Erdbeeren
- 1 EL Ahornsirup
- 3-4 Eiswürfel
- 100 ml Wasser

3.1.2 Spinat-Banane-Papaya

Zutaten:

- 150 g Blattspinat
- 1 kleine Banane
- 1/2 Papaya
- 100-150 ml Wasser

3.1.3 Spinat-Mangold-Kiwi

Zutaten:

- 1 Handvoll Spinat
- 2 Blätter Mangold
- 1 Kiwi
- 2 Handvoll Weintrauben
- 350 ml Wasser

3.1.4 Spinat-Pflaume-Rote Beete

Zutaten:

- 200 g Spinat
- 3 Pflaumen
- 100 g Rote Beete
- 200-250 ml Wasser

3.1.5 Spinat-Birne-Avocado

Zutaten:

- 150 g Blattspinat
- 1 mittelgroße Birne
- 1/4 Avocado
- 250-300 ml Wasser

3.1.6 Spinat-Löwenzahn-Erdbeere

Zutaten:

- 2 Handvoll Babyspinat
- 1 kleine Handvoll Löwenzahn
- 150 g Erdbeeren
- 1 kleine Handvoll Brennnessel
- Etwas Honig
- 150 ml Wasser

3.1.7 Spinat-Banane-Ananas-Apfel

Zutaten:

- 150 g Spinat
- 1 mittelgroße Banane
- 100 g Ananas
- 1 kleiner Apfel
- 100-150 ml Wasser

3.1.8 Spinat-Karotte-Blaubeere-Birne-Banane

Zutaten:

- 150 g Spinat
- 1 mittelgroße Karotte
- 50 g Blaubeeren
- 1 große Birne
- 1 kleine Banane
- 4-5 Eiswürfel
- Saft von 2 Orangen
- 100-150 ml Wasser

3.1.9 Spinat-Papaya-Birne

Zutaten:

- 2 Handvoll Spinat
- 200 g Papaya
- 1 große Birne
- 2 EL Goji Beeren (getrocknet oder frisch)
- 10 Minze Blätter
- 250-300 ml Wasser

3.1.10 Spinat-Karotte-Sellerie-Blaubeere

Zutaten:

- 150 g Spinat
- 1 kleine Karotte
- 1 Stange Sellerie
- 50 g Blaubeeren
- 1/2 Mango
- 1 kleine Orange
- 1 EL Honig
- 200-250 ml Wasser

3.1.11 Spinat-Ananas-Avocado

Zutaten:

- 150 g Spinat
- 100 g Ananas
- 1/4 Avocado
- Saft von 1 Orange
- 100-150 ml Wasser

3.1.12 Spinat-Kopfsalat-Apfel

Zutaten:

- 1/2 Bund Spinat
- 1 Handvoll Kopfsalat
- 1 Apfel
- 1 Birne
- 1 Banane
- 1/2 Zitrone
- 1 Handvoll Koriander
- 1 Handvoll Petersilie
- 250-300 ml Wasser

3.1.13 Spinat-Weißkohl-Apfel-Pflaume

Zutaten:

- 150 g Spinat
- 100 g Weißkohl
- 1 grüner Apfel
- 1 Pflaume
- 1/2 Zitrone
- 1 EL Sonnenblumenkerne
- 200-250 ml Wasser

3.1.14 Spinat-Kiwi-Himbeeren-Honigmelone

Zutaten:

- 200 g Spinat
- 2 Kiwis
- 100 g Himbeeren
- 1/4 Honigmelone
- 150-200 ml Wasser

3.1.15 Spinat-Stachelbeeren-Salat

Zutaten:

- 1 Handvoll Babyspinat
- 150 g Stachelbeeren
- 1 Handvoll Salat
- 1 Handvoll Brennnessel
- Etwas Zitronensaft
- 200 ml Wasser

3.1.16 Spinat-Pflaume-Banane-Grapefruit

Zutaten:

- 200 g Spinat
- 1 Pflaume
- 1 kleine Banane
- 1 Grapefruit
- 100-150 ml Wasser

3.1.17 Spinat-Birne-Erdbeere

Zutaten:

- 150 g Blattspinat
- 1 kleine Birne
- 4-5 große Erdbeeren
- 100-150 ml Wasser

3.1.18 Spinat-Karotte-Alfalfa

Zutaten:

- 1 Handvoll Spinat
- 1/2 Karotte
- Ein bisschen Alfalfa
- 1 Banane
- 250-300 ml Wasser

3.1.19 Spinat-Gurke-Banane-Apfel

Zutaten:

- 150 g Spinat
- 1 kleine Gurke
- 1 kleine Banane
- 1 mittelgroßer Apfel
- 100 g griechischer Joghurt
- 1 EL Leinsamen
- 150-200 ml Wasser

3.1.20 Spinat-Grünkohl-Broccoli-Birne-Banane

Zutaten:

- 150 g Spinat
- 3 Grünkohl Blätter
- 100 g Broccoli
- 1 Birne
- 1 kleine Banane
- 200-250 ml Wasser

3.1.21 Babyspinat-Avocado-Tomate

Zutaten:

- 1 Handvoll Babyspinat
- 1 Avocado
- 1 Tomate
- 1 Handvoll Bärlauch
- 1 TL Honig
- 150 ml Wasser

3.1.22 Spinat-Mango-Aprikose-Ananas

Zutaten:

- 150 g Blattspinat
- 1/2 Mango
- 1 Aprikose
- 1/2 Ananas
- 200-250 ml Wasser

3.1.23 Spinat-Karotte-Orange

Zutaten:

- 100 g Blattspinat
- 1 mittelgroße Karotte
- 1 große Orange
- 200-250 ml Wasser

3.1.24 Spinat-Feige-Dattel

Zutaten:

- 1 Handvoll Spinat
- 3 Feigen
- 1/2 EL Ingwer
- 2 Datteln
- 3-4 Eiswürfel
- 250 ml Wasser

3.1.25 Spinat-Petersilie-Apfel-Banane

Zutaten:

- 100 g Blattspinat
- 1 Handvoll Petersilie
- 1 mittelgroßer Apfel
- 1 mittelgroße Banane
- 2 Minzblätter
- Saft von 1 Orange
- Saft von 1 Zitrone
- 150-200 ml Wasser

3.1.26 Spinat-Grünkohl-Granatapfel-Apfel

Zutaten:

- 100 g Blattspinat
- 50 g Grünkohl
- 1 Granatapfel
- 1 großer Apfel
- 1 EL Zitronensaft
- 1 EL Rosinen
- 200-250 ml Wasser

3.1.27 Spinat-Banane-Ananas

Zutaten:

- 1 Handvoll Spinat
- 1 Banane
- 1 Scheibe frische Ananas
- 200-250 ml Wasser

3.1.28 Spinat-Clementine-Sellerie-Avocado

Zutaten:

- 150 g Blattspinat
- 1 Clementine
- 2 Stangen Sellerie
- 1/2 Avocado
- 200-250 ml Wasser

3.1.29 Spinat-Avocado-Orange-Birne

Zutaten:

- 100 g Blattspinat
- 1/4 Avocado
- 1 mittelgroße Orange
- 1 mittelgroße Birne
- 250-300 ml Wasser

3.1.30 Spinat-Erdbeere-Banane

Zutaten:

- 1 Handvoll Spinat
- 1 Handvoll Kopfsalat
- 1 Handvoll Erdbeeren
- 1 Banane
- 1 EL Zitronensaft
- 300-350 ml Wasser

3.1.31 Spinat-Avocado-Birne-Trauben

Zutaten:

- 150 g Blattspinat
- 1/4 Avocado
- 1 große Birne
- 100 g Trauben
- 200-250 ml Wasser

3.1.32 Spinat-Apfel-Pfirsich-Kiwi

Zutaten:

- 150 g Blattspinat
- 1 kleiner Apfel
- 1 Pfirsich
- 2 Kiwis
- 100-150 ml Wasser

3.1.33 Spinat-Banane-Grapefruit

Zutaten:

- 1 Handvoll Blattspinat
- 1 Banane
- 1/2 Grapefruit
- 1 Handvoll Wirsing
- 300 ml Wasser

3.1.34 Spinat-Grapefruit-Mango

Zutaten:

- 150 g Spinat
- 1 Grapefruit
- 1 Mango
- 200-250 ml Wasser

3.1.35 Spinat-Basilikum-Avocado-Ananas

Zutaten:

- 150 g Blattspinat
- 1 Handvoll Basilikum
- 1/2 Avocado
- 150 g Ananas
- 1 Mango
- 150-200 ml Wasser

3.1.36 Spinat-Quitte-Birne

Zutaten:

- 100 g Babyspinat
- 100 g Quitte
- 1 Birne
- 1 Handvoll Endivie
- 1/2 Handvoll Petersilie
- etwas Honig
- 200 ml Wasser

3.1.37 Spinat-Granatapfel-Banane

Zutaten:

- 150 g Spinat
- 100 g Granatapfelkerne
- 1 mittelgroße Banane
- 200-250 ml Wasser

3.1.38 Spinat-Banane-Birne

Zutaten:

- 100 g Spinat
- 1 kleine Banane
- 1 mittelgroße Birne
- 200-250 ml Wasser

3.1.39 Spinat-Grünkohl-Rosenkohl-Apfel

Zutaten:

- 2 Handvoll Spinat
- 1 Handvoll Grünkohl
- 1 Handvoll Rosenkohl
- 1 mittelgroßer grüner Apfel
- 1/2 Avocado
- 3-4 Eiswürfel
- 250-300 ml Wasser

3.1.40 Spinat-Banane-Blaubeere-Erdbeere

Zutaten:

- 150 g Blattspinat
- 1 mittelgroße Banane
- 50 g Blaubeeren
- 50 g Erdbeeren
- 150-200 ml Wasser

3.1.41 Spinat-Avocado-Kiwi-Beeren

Zutaten:

- 150 g Spinat
- 1/2 Avocado
- 2 Kiwis
- 100 g Blaubeeren
- 50 g Brombeeren
- 50 g rote Johannisbeeren
- 200-250 ml Wasser

3.1.42 Spinat-Orange-Ananas

Zutaten:

- 1 Handvoll Spinat
- 2 Orangen
- 200g Ananas
- 1 Handvoll frische Minze
- 200-250 ml Wasser

3.1.43 Spinat-Wassermelone-Trauben

Zutaten:

- 150 g Spinat
- 150 g Wassermelone
- 100 g rote Trauben
- 150-200 ml Wasser

3.1.44 Spinat-Beeren-Kirsche

Zutaten:

- 150 g Spinat
- 50 g Blaubeeren
- 50 g rote Johannisbeeren
- 50 g Brombeeren
- 100 g Kirschen
- 200-250 ml Wasser

3.1.45 Spinat-Erdbeere-Blaubeere-Leinsamen

Zutaten:

- 200 g Blattspinat
- 150 g Erdbeeren
- 150 g Blaubeeren
- 1/2 Banane
- 2 EL Leinsamen
- 250 ml Wasser

3.1.46 Spinat-Karotte-Ananas-Mango-Banane

Zutaten:

- 200 g Spinat
- 1 mittelgroße Karotte
- 150 g Ananas
- 1/2 Mango
- 1 kleine Banane
- 200-250 ml Wasser

3.1.47 Spinat-Himbeere-Brombeere-Banane

Zutaten:

- 150 g Spinat
- 100 g Himbeeren
- 100 g Brombeeren
- 1 mittelgroße Banane
- 200-250 ml Wasser

3.1.48 Spinat-Pfirsich-Wassermelone

Zutaten:

- 2 Handvoll Spinat
- 1 Pfirsich
- 150 g Wassermelone
- 150-200 ml Wasser

3.1.49 Spinat-Preiselbeere-Mango

Zutaten:

- 150 g Spinat
- 100 g Preiselbeeren
- 1 Mango
- 200-250 ml Wasser

3.1.50 Spinat-Nektarine-Blaubeere

Zutaten:

- 150 g Blattspinat
- 1 Nektarine
- 100 g Blaubeeren
- 150-200 ml Wasser

3.1.51 Spinat-Quitte-Apfel

Zutaten:

- 1 Handvoll Babyspinat
- 100 Gramm Quitte
- 1 Apfel
- 1 Handvoll Lollo Rosso (Schnittsalat)
- Etwas Zimt
- 2 Nelken
- 200-250 ml Wasser

3.1.52 Spinat-Kiwi-Apfel-Banane

Zutaten:

- 150 g Blattspinat
- 1 Kiwi
- 1 kleiner Apfel
- 1 kleine Banane
- 1 EL Chia-Samen
- 250-300 ml Wasser

3.1.53 Spinat-Rucola-Birne-Orange-Avocado

Zutaten:

- 150 g Blattspinat
- 1 Handvoll Rucola
- 1 mittelgroße Birne
- 1 Orange
- 1/2 Avocado
- 200-250 ml Wasser

3.1.54 Spinat-Grünkohl-Beeren-Banane

Zutaten:

- 1Handvoll Baby Spinat
- 1/2 Handvoll Grünkohl
- 50 g Himbeeren und 50 g Erdbeeren
- 1/2 Banane
- 1 kleine Birne
- 1 Messerspitze Zimt
- 250-300 ml Wasser

3.1.55 Spinat-Petersilie-Orange-Papaya-Apfel

Zutaten:

- 150 g Spinat
- 1 Handvoll Petersilie
- 1 Orange
- 1/2 Papaya
- 1 mittelgroßer Apfel
- Saft von 1 Zitrone
- 1 cm Ingwerwurzel
- 200-250 ml Wasser

3.1.56 Spinat-Karotte-Apfel-Avocado

Zutaten:

- 150 g Blattspinat
- 1 mittelgroße Karotte
- 1 mittelgroßer Apfel
- 1/2 Avocado
- 50 g Koriander
- 50 g Löwenzahn
- 250-300 ml Wasser

3.1.57 Spinat-Apfel-Limette

Zutaten:

- 2 Handvoll Spinat
- 1 Apfel
- 1/4 Avocado
- 1 Banane
- 1/2 Limette
- 300 ml Wasser

3.1.58 Spinat-Rote Beete-Apfel

Zutaten:

- 1 Handvoll Spinat
- 1 kleine Rote Beete
- 1 großer Apfel
- 1 Handvoll Minzblätter
- 3-4 cm Ingwerwurzel
- 1 TL Honig
- 200-250 ml Wasser

3.1.59 Spinat-Mango-Brombeere

Zutaten:

- 150 g Spinat
- 1/2 Mango
- 100 g Brombeeren
- 50 g Sauerampfer
- 250-300 ml Wasser

3.1.60 Spinat-Brennnessel-Apfel

Zutaten:

- 1 Handvoll Spinat
- 1 Handvoll Brennnesselblätter
- 1 Apfel
- 1 Pfirsich
- 1/2 Gurke
- 1/2 Banane
- 250-300 ml Wasser

3.1.61 Spinat-Banane-Mirabelle-Erdbeere

Zutaten:

- 150 g Spinat
- 50 g Löwenzahn
- 1 mittelgroße Banane
- 3 Mirabellen
- 100 g Erdbeeren
- 200-250 ml Wasser

3.1.62 Spinat-Orange-Spitzwegerich

Zutaten:

- 150 g Spinat
- 2 Orangen
- 50 g Spitzwegerich
- 150-200 ml Wasser

3.1.63 Spinat-Grapefruit-Himbeere

Zutaten:

- 2 Handvoll Spinat
- 1 Grapefruit
- 1 Handvoll Himbeeren
- 250 ml Wasser

3.1.64 Spinat-Banane-Aprikose-Apfel-Orange

Zutaten:

- 150 g Spinat
- 50 g Löwenzahn
- 1 kleine Banane
- 1 Aprikose
- 100 g Ananas
- 1 kleiner Apfel
- 1 Orange
- 250-300 ml Wasser

3.1.65 Spinat-Pfirsich-Honigmelone

Zutaten:

- 150 g Spinat
- 2 Pfirsiche
- 200 g Honigmelone
- 250-300 ml Wasser

3.1.66 Spinat-Blaubeere-Avocado

Zutaten:

- 1 Handvoll Baby Spinat
- 100 g Blaubeeren
- 1 TL Kakao Pulver
- 50 g Avocado
- 1/2 Banane
- 2 TL Cayenne Pfeffer
- 1 EL Honig
- 4-5 Eiswürfel
- 350-400 ml Wasser

3.1.67 Spinat-Granatapfel-Banane-Joghurt

Zutaten:

- 100 g Spinat
- 2 EL Granatapfelkerne
- 1 Banane
- 2 EL Naturjogurth
- 1 EL Mandeln
- 1 TL Zimtpulver
- 1 TL Honig
- 250-300 ml Wasser

3.1.68 Spinat-Petersilie-Kopfsalat-Apfel

Zutaten:

- 1 Handvoll Spinat
- 1 Bund Petersilie
- 2 Blätter Kopfsalat
- 1 großer Apfel
- 1 EL Zitronensaft
- 1 TL Honig
- 200-250 ml Wasser

3.1.69 Spinat-Broccoli-Kiwi-Banane

Zutaten:

- 1 Handvoll Babyspinat
- 100 g Broccoli
- 2 Kiwis
- 1 Banane
- 300-350 ml Wasser

3.1.70 Spinat-Beeren-Banane

Zutaten:

- 2 Handvoll Spinat
- 50 g Himbeeren
- 50 g Blaubeeren
- 1 kleine Banane
- 1 EL Kürbiskerne
- 1 EL Sonnenblumenkerne
- 300-350 ml Wasser

3.1.71 Spinat-Rote Beete-Apfel

Zutaten:

- 1 Handvoll Spinat
- 1 kleine Rote Beete
- 1 großer Apfel
- 1 Handvoll Minzblätter
- 3-4 cm Ingwerwurzel
- 1 TL Honig
- 200-250 ml Wasser

3.1.72 Spinat-Aprikose-Banane

Zutaten:

- 2 Handvoll Spinat
- 1 Aprikose
- 1 Banane
- 250-300 ml Wasser

Basis Feldsalat

3.1.73 Feldsalat-Birne-Apfel

Zutaten:

- 200 g Feldsalat
- 1 mittelgroße Birne
- 1 mittelgroßer Apfel
- 200-250 ml Wasser

3.1.74 Feldsalat-Banane-Avocado

Zutaten:

- 150 g Feldsalat
- 1 große Banane
- 1/2 Avocado
- 2-3 Datteln
- 1 TL Honig
- 1/2 TL Zimt
- 200-250 ml Wasser

3.1.75 Feldsalat-Mango-Apfel

Zutaten:

- 2 Handvoll Feldsalat
- 100 g Mango
- 1 Apfel
- 1 EL Zitronensaft
- 250-300 ml Wasser

3.1.76 Feldsalat-Ananas-Banane

Zutaten:

- 150 g Feldsalat
- 150 g Ananas
- 1 mittelgroße Banane
- 250-300 ml Wasser

3.1.77 Feldsalat-Mango-Orange-Apfel

Zutaten:

- 150 g Feldsalat
- 1/2 Mango
- 1 Orange
- 1 mittelgroßer Apfel
- 2 getrocknete Feigen
- 150-200 ml Wasser

3.1.78 Feldsalat-Apfel-Basilikum

Zutaten:

- 1 Handvoll Feldsalat
- 2 Äpfel
- 1 kleine Handvoll Basilikum
- Saft einer Orange
- Saft einer Zitrone
- Honig
- Etwas Ingwer
- 2 Nelken
- 100 ml Wasser

3.1.79 Feldsalat-Limette-Apfel-Mango

Zutaten:

- 100 g Feldsalat
- 1 Limette
- 1 großer Apfel
- 1/2 Mango
- 1 EL Macadamia-Nüsse
- Saft von 1 Orange
- 200-250 ml Wasser

3.1.80 Feldsalat-Himbeere-Blaubeere-Brombeere

Zutaten:

- 200 g Feldsalat
- 100 g Himbeeren
- 100 g Blaubeeren
- 100 g Brombeeren
- 1 EL Leinsamen
- 250-300 ml Wasser

3.1.81 Feldsalat-Avocado-Rote Beete-Banane

Zutaten:

- 1 Handvoll Feldsalat
- 1 Avocado
- 1/2 Rote Beete
- 1 Banane
- 300-350 ml Wasser

3.1.82 Feldsalat-Grapefruit-Mango-Ananas

Zutaten:

- 100 g Feldsalat
- 1 Grapefruit
- 1/2 Mango
- 150 g Ananas
- 1 TL Kokosöl
- 250-300 ml Wasser

3.1.83 Feldsalat-Orange-Apfel

Zutaten:

- 2 Handvoll Feldsalat
- 1 Orange
- 1 Apfel
- 200-250 ml Wasser

Basis Kopfsalat

3.1.84 Kopfsalat-Apfel-Banane

Zutaten:

- 200 g Kopfsalat
- 1 großer Apfel
- 1 mittelgroße Banane
- 250-300 ml Wasser

3.1.85 Kopfsalat-Erdbeere-Ananas

Zutaten:

- 200 g Kopfsalat
- 100 g Erdbeeren
- 200 g Ananas
- 200-250 ml Wasser

3.1.86 Kopfsalat-Mango-Papaya

Zutaten:

- 2 Handvoll Kopfsalat
- 100 g Mango
- 100 g Papaya
- 200-250 ml Wasser

3.1.87 Kopfsalat-Birne-Mango

Zutaten:

- 200 g Kopfsalat
- 1 mittelgroße Birne
- 1/2 Mango
- 250-300 ml Wasser

3.1.88 Kopfsalat-Mandarine-Banane

Zutaten:

- 200 g Kopfsalat
- 2 Mandarinen
- 1 große Banane
- 200-250 ml Wasser

3.1.89 Kopfsalat-Tomate-Apfel

Zutaten:

- 1 Handvoll Kopfsalat
- 1 Tomate
- 1 Apfel
- Etwas Bärlauch
- 1/2 TL Honig
- Saft einer halben Zitrone
- 100-150 ml Wasser

3.1.90 Kopfsalat-Orange-Rucola

Zutaten:

- 200 g Kopfsalat
- 2 Orangen
- 50 g Rucola
- Saft von 1 Zitrone
- 2-3 Eiswürfel
- 100-150 ml Wasser

3.1.91 Kopfsalat-Pfirsich-Banane-Gurke

Zutaten:

- 200 g Kopfsalat
- 2 Pfirsiche
- 1 mittelgroße Banane
- 1 kleine Gurke
- 300-400 ml Wasser

3.1.92 Kopfsalat-Spinat-Sellerie

Zutaten:

- 1 Kopf Kopfsalat
- 2 Handvoll Spinat
- 2 Stangen Sellerie
- 1 kleiner Apfel
- 1/2 Birne
- 1/2 Banane
- 250-300 ml Wasser

3.1.93 Kopfsalat-Brombeere-Himbeere-Erdbeere

Zutaten:

- 200 g Kopfsalat
- 100 g Brombeeren
- 100 g Himbeeren
- 100 g Erdbeeren
- 150-200 ml Wasser

3.1.94 Kopfsalat-Erdbeere-Brombeere-Mango

Zutaten:

- 200 g Kopfsalat
- 150 g Erdbeeren
- 50 g Brombeeren
- 1/2 Mango
- 250-300 ml Wasser

3.1.95 Kopfsalat-Feldsalat-Rucola

Zutaten:

- 5 Blätter Kopfsalat
- 1 Handvoll Feldsalat
- 1 Handvoll Rucola
- 1/2 grüne Paprika
- 1 Banane
- 300-350 ml Wasser

Basis Grünkohl

3.1.96 Grünkohl-Orange-Apfel

Zutaten:

- 150 g Grünkohl
- Saft von 1 Orange
- 2 mittelgroße Äpfel
- Saft von 1 Zitrone
- 100-150 ml Wasser

3.1.97 Grünkohl-Brombeere-Ananas

Zutaten:

- 150 g Grünkohl
- 50 g Brombeeren
- 100 g Ananas
- 2 getrocknete Feigen
- 1 EL Vanilleextrakt
- 200-250 ml Wasser

3.1.98 Grünkohl-Petersilie-Datteln-Vanille

Zutaten:

- 2 Handvoll Grünkohl
- 1 Handvoll Petersilie
- 2 Datteln
- 1 Apfel
- 1 Banane
- 1 Prise Cayennepfeffer
- 1 Prise Vanille
- 300-350 ml Wasser

3.1.99 Grünkohl-Sellerie-Mandarine-Mango

Zutaten:

- 150 g Grünkohl
- 2 Stangen Sellerie
- 2 Mandarinen
- 1/2 Mango
- 1 EL gehackte Petersilie
- 1 EL Sonnenblumenkerne
- 250-300 ml Wasser

3.1.100 Grünkohl-Zucchini-Karotte-Blaubeere

Zutaten:

- 150 g Grünkohl
- 4 Scheiben Zucchini
- 1 kleine Karotte
- 100 g Blaubeeren
- 100 g griechischer Joghurt
- 2-3 Eiswürfel
- 150-200 ml Wasser

3.1.101 Grünkohl-Petersilie-Beeren

Zutaten:

- 4 Grünkohlblätter
- 1 Handvoll Petersilie
- 150 g gemischte Beeren
- 1 Banane
- 1 TL gemahlener Leinsamen
- 250 ml Wasser

3.1.102 Grünkohl-Banane-Avocado

Zutaten:

- 200 g Grünkohl
- 1 große Banane
- 1/2 Avocado
- 200-250 ml Wasser

3.1.103 Grünkohl-Apfel-Banane-Broccoli

Zutaten:

- 150 g Grünkohl
- 1 mittelgroßer Apfel
- 1 kleine Banane
- 100 g Broccoli
- 250-300 ml Wasser

3.1.104 Grünkohl-Spinat-Maracuja-Ananas

Zutaten:

- 2 Handvoll Grünkohl
- 1 Handvoll Spinat
- 1/2 Maracuja
- 1 Scheibe Ananas
- 1 Banane
- 1/4 Avocado
- 1 EL Zitronensaft
- 300 ml Wasser

3.1.105 Grünkohl-Karotte-Petersilie-Orange

Zutaten:

- 150 g Grünkohl
- 1 mittelgroße Karotte
- 1 Handvoll Petersilie
- 1 kleine Gurke
- 3 Orangen
- 200-250 ml Wasser

3.1.106 Grünkohl-Kirsche-Granatapfel-Orange

Zutaten:

- 200 g Grünkohl
- 100 g Kirschen
- 1 Granatapfel
- 2 Orangen
- 2 EL Leinsamen
- 200-250 ml Wasser

3.1.107 Grünkohl-Spinat-Gurke

Zutaten:

- 1 Handvoll Grünkohl
- 1 Handvoll Spinat
- 1/2 Gurke
- 1 Banane
- 1 Orange
- 5 cm Ingwer
- 1 Handvoll Minzblätter
- 300 ml Wasser

3.1.108 Grünkohl-Ananas-Orange-Mango

Zutaten:

- 200 g Grünkohl
- 150 g Ananas
- 1 Orange
- 1/2 Mango
- 200-250 ml Wasser

3.1.109 Grünkohl-Kiwi-Ananas-Mango

Zutaten:

- 200 g Grünkohl
- 2 Kiwis
- 150 g Ananas
- 50 g Löwenzahn
- 50 g Petersilie
- 1/2 Mango
- 150-200 ml Wasser

3.1.110 Grünkohl-Apfel-Birne-Gurke

Zutaten:

- 150 g Grünkohl
- 1 Apfel
- 1 Birne
- 1/2 Gurke
- 1 Stange Sellerie
- 1 EL Zitronensaft
- 200-250 ml Wasser

3.1.111 Grünkohl-Sellerie-Gurke-Orange

Zutaten:

- 200 g Grünkohl
- 2 Stangen Sellerie
- 1 kleine Gurke
- 1 Orange
- 200-250 ml Wasser

3.1.112 Grünkohl-Banane-Blaubeere-Himbeere

Zutaten:

- 200 g Grünkohl
- 1 große Banane
- 100 g Blaubeeren
- 100 g Himbeeren
- 1 EL Leinsamen
- 1 EL Chia Samen
- 250-300 ml Wasser

3.1.113 Grünkohl-Apfel-Birne

Zutaten:

- 1/2 Handvoll Grünkohl
- 1/2 Handvoll Spinat
- 1 Apfel
- 1 Birne
- 1 EL Baobabpulver
- 200-250 ml Wasser

3.1.114 Grünkohl-Nektarine-Avocado

Zutaten:

- 150 g Grünkohl
- 1 mittelgroße Nektarine
- 1/2 Avocado
- 5-6 Blaubeeren
- 4-5 Walnüsse
- 200-250 ml Wasser

3.1.115 Grünkohl-Banane-Grapefruit-Apfel

Zutaten:

- 200 g Grünkohl
- 1 mittelgroße Banane
- 1 Grapefruit
- 5-6 Basilikumblätter
- 1 großer Apfel
- 1 EL Hanfsamen
- 250-300 ml Wasser

3.1.116 Grünkohl-Zitrone-Salatgurke

Zutaten:

- 1 Handvoll Grünkohl
- 1 Zitrone
- 1/2 geschälte Salatgurke
- 1 Banane
- 1 mittelgroßer Apfel
- 1 Bündel Koriander
- 6-7 Eiswürfel
- 150 ml Wasser

3.1.117 Grünkohl-Orange-Himbeere-Banane

Zutaten:

- 150 g Grünkohl
- 1 Orange
- 100 g Himbeeren
- 1 kleine Banane
- 1 TL Leinsamen
- 150-200 ml Wasser

3.1.118 Grünkohl-Birne-Apfel-Leinsamen

Zutaten:

- 1 Handvoll Grünkohl
- 2-3 Gurkenscheiben
- 1 mittelgroße Birne
- 1 mittelgroßer Apfel
- 1 kleine Banane
- 1 EL Leinsamen
- 1/2 TL Zimt
- 250-300 ml Wasser

Basis Mangold

3.1.119 Mangold-Orange-Karotte

Zutaten:

- 150 g Mangold
- 1 Orange
- 1 kleine Karotte
- 2000-250 ml Wasser

3.1.120 Mangold-Apfel-Birne

Zutaten:

- 150 g Mangold
- 1/2 Bund Petersilie
- 1 kleiner Apfel
- 2 mittelgroße Birnen
- 2000-250 ml Wasser

3.1.121 Mangold-Maracuja-Avocado-Orange

Zutaten:

- 2 Handvoll Mangold
- 2 Maracujas
- 1/2 Avocado
- 1 Apfel
- 2 EL Koriander
- 1 EL Zitrone
- 1 Orange
- 250-300 ml Wasser

3.1.122 Mangold-Mango-Schnittlauch

Zutaten:

- 150 g Mangold
- 1/2 Mango
- 50 g Schnittlauch
- 4-5 Basilikumblätter
- 200-250 ml Wasser

3.1.123 Mangold-Banane-Erdbeere

Zutaten:

- 2 Handvoll Mangold
- 1 Banane
- 150 g Erdbeeren
- 1 Handvoll Karottenblätter
- 150-200 ml Wasser

Basis Rucola

3.1.124 Rucola-Limette-Papaya

Zutaten:

- 200 g Rucola
- 2 Limetten
- 1/2 Papaya
- 150-200 ml Wasser

3.1.125 Rucola-Mango-Ananas

Zutaten:

- 200 g Rucola
- 1/2 Mango
- 150 g Ananas
- 1 EL Chia Samen
- 200-250 ml Wasser

3.1.126 Rucola-Gurke-Nektarine-Karotte

Zutaten:

- 1 Handvoll Rucola
- 3/4 Gurke
- 2 Nektarinen
- 1 Karotte
- 150-200 ml Wasser

3.1.127 Rucola-Banane-Apfel-Spinat

Zutaten:

- 100 g Rucola
- 1 kleine Banane
- 1 mittelgroßer Apfel
- 50 g Spinat
- 1 Handvoll Petersilie
- 200-250 ml Wasser

3.1.128 Rucola-Aprikose

Zutaten:

- 1 Handvoll Rucola
- 1 Aprikose
- 1/2 EL Borretsch
- 150 ml Wasser

Basis Gurke

3.1.129 Gurke-Wassermelone-Pflaume

Zutaten:

- 1 mittelgroße Gurke
- 100 g Wassermelone
- 2 Pflaumen
- 100-150 ml Wasser

3.1.130 Gurke-Granatapfel-Banane-Erdbeere

Zutaten:

- 1 mittelgroße Gurke
- 1 Granatapfel
- 1 kleine Banane
- 5-6 Erdbeeren
- 1/8 TL geriebene Muskatnuss
- 1/4 TL gemahlene Nelken
- 200-250 ml Wasser

3.1.131 Gurke-Petersilie-Banane-Apfel

Zutaten:

- 1/2 Gurke
- 1 Bund Petersilie
- 1 Banane
- 1 Apfel
- 200-250 ml Wasser

3.1.132 Gurke-Koriander-Banane

Zutaten:

- 1 große Gurke
- 1 Handvoll Koriander
- 1 mittelgroße Banane
- 1 Bund Petersilie
- 200-250 ml Wasser

3.1.133 Gurke-Limette-Tomate

Zutaten:

- 1 kleine Gurke
- 1 Limette
- 1 kleine Tomate
- 1/2 grüne Paprika
- 2 Zweige Koriander
- 150-200 ml Wasser

3.1.134 Gurke-Aprikose Powerdrink

Zutaten:

- 1 halbe Salatgurke
- 1 Aprikose
- 1 Handvoll Zitronenmelisse
- 1 EL Zitronensaft
- 100 ml Wasser

3.1.135 Gurke-Apfel-Zitrone

Zutaten:

- 1 mittelgroße Gurke
- 1 großer Apfel
- 2 Zitronen
- 100-150 ml Wasser

3.1.136 Gurke-Kiwi-Apfel-Banane

Zutaten:

- 1 mittelgroße Gurke
- 2 Kiwis
- 1 kleiner Apfel
- 1 kleine Banane
- Saft von 1 Zitrone
- 1 Handvoll Petersilie
- 4-5 Minzblätter
- 4-5 Eiswürfel
- 150 ml Wasser

3.1.137 Gurke-Grünkohl-Weintrauben

Zutaten:

- 1 Gurke
- 2 Handvoll Grünkohl
- 2 Handvoll grüne Trauben
- 1 mittlerer Apfel
- 150-200 ml Wasser

3.1.138 Gurke-Mango-Avocado-Paprika

Zutaten:

- 1 kleine Gurke
- 1 Mango
- 1/2 Avocado
- 1/2 grüne Paprika
- 200-250 ml Wasser

3.1.139 Gurke-Orange-Himbeere-Erdbeere

Zutaten:

- 1 kleine Gurke
- 1 Orange
- 50 g Himbeeren
- 50 g Erdbeeren
- 4-5 Minzblätter
- 150-200 ml Wasser

3.1.140 Gurke-Apfel-Tomate

Zutaten:

- 1 Gurke
- 2 mittelgroße Äpfel
- 1 Handvoll Cocktailtomaten
- 200-250 ml Wasser

3.1.141 Gurke-Karotte-Kürbis-Apfel

Zutaten:

- 1 kleine Gurke
- 1 kleine Karotte
- 100 g Kürbis
- 2 mittelgroße Äpfel
- 1/2 TL gemahlene Nelken
- 1/2 TL Zimt
- 1/2 TL Muskatnuss
- 1 EL Leinsamen
- 250-300 ml Wasser

3.1.142 Gurke-Apfel-Zitrone

Zutaten:

- 1 mittelgroße Gurke
- 1 großer Apfel
- 2 Zitronen
- 150-200 ml Wasser

3.1.143 Gurke-Bataviasalat-Petersilie

Zutaten:

- 1 Salatgurke
- 1 Handvoll Bataviasalat
- 1 kleine Handvoll Petersilie
- 1 TL Honig
- 200 ml Wasser

3.1.144 Gurke-Mirabelle-Pflaume

Zutaten:

- 1 mittelgroße Gurke
- 4-5 Mirabellen
- 4-5 Pflaumen
- 1 EL Kokosöl
- 200-250 ml Wasser

3.1.145 Gurke-Ingwer-Preiselbeere

Zutaten:

- 1 mittelgroße Gurke
- 1 cm Ingwer
- 100 g Preiselbeeren
- 4-5 Minzblätter
- 150-200 ml Wasser

3.1.146 Gurke-Spinat-Avocado

Zutaten:

- 1/2 kleine Gurke
- 1 Handvoll Spinat
- 1/2 Avocado
- 3 Limetten
- 1 EL Honig
- 4-5 Eiswürfel
- 100 ml Wasser

3.1.147 Gurke-Kirsche-Sellerie-Kiwi-Apfel

Zutaten:

- 1 mittelgroße Gurke
- 1 Handvoll Kirschen, entsteint
- 1 Stange Sellerie
- 2 Kiwis
- 1 kleiner Apfel
- 1 cm Ingwer
- 200-250 ml Wasser

3.1.148 Gurke-Sellerie-Ananas

Zutaten:

- 1 mittelgroße Gurke
- 2 Stangen Sellerie
- 100 g Ananas
- 150-200 ml Wasser

3.1.149 Gurke-Apfel-Kopfsalat

Zutaten:

- 1 Gurke
- 2 Äpfel
- 1 Handvoll Kopfsalat
- 1 Banane
- 200-250 ml Wasser

3.1.150 Gurke-Fenchel-Limette-Apfel

Zutaten:

- 1 mittelgroße Gurke
- 1/2 Fenchelknolle
  1 Limette
- 1 kleiner Apfel
- 3-4 Minzblätter
- 150-200 ml Wasser

3.1.151 Gurke-Limette

Zutaten:

- 1 mittelgroße Gurke
- 1 Limette
- 5 Minzblätter
- 150-200 ml Wasser

3.1.152 Gurke-Tomate-Sellerie-Apfel

Zutaten:

- 1 kleine Gurke
- 1 kleine Tomate
- 2 Stangen Sellerie
- 2 mittelgroße Äpfel
- 200-250 ml Wasser

3.1.153 Gurke-Birne-Zucchini

Zutaten:

- 1 mittelgroße Gurke
- 2 mittelgroße Birnen
- 1 Bund Petersilie
- 1/2 Zucchini
- 200-250 ml Wasser

3.1.154 Gurke-Rucola-Karotte-Papaya

Zutaten:

- 1 mittelgroße Gurke
- 1 Handvoll Rucola
- 1 mittelgroße Karotte
- 1 Papaya
- 1/4 TL Zimt
- 1/4 TL Muskatnuss
- 200-250 ml Wasser

3.1.155 Gurke-Fenchel-Sellerie-Mango

Zutaten:

- 1 mittelgroße Gurke
- 100 g Fenchelknolle
- 1 Stange Sellerie
- 1/4 Mango
- 1 cm Ingwer
- 250-300 ml Wasser

3.1.156 Gurke-Petersilie-Endivie

Zutaten:

- 1/2 Salatgurke
- 1 Handvoll Petersilie
- 1 Handvoll Endivie
- Saft einer Grapefruit
- 100 ml Wasser

3.1.157 Gurke-Aprikose-Wassermelone-Brombeere

Zutaten:

- 1 mittelgroße Gurke
- 2 Aprikosen
- 300 g Wassermelone
- 100 g Brombeeren
- 150-200 ml Wasser

3.1.158 Gurke-Avocado-Apfel

Zutaten:

- 1 kleine Gurke
- 1/2 Avocado
- 1 kleiner Apfel
- 1 Handvoll Petersilie
- 200-250 ml Wasser

3.1.159 Gurke-Ananas-Ingwer

Zutaten:

- 1/2 Gurke
- 2 Scheiben Ananas
- 2 cm Ingwer
- 1 Banane
- 1 Handvoll Kopfsalat
- 200-250 ml Wasser

3.1.160 Gurke-Birne-Sellerie

Zutaten:

- 1 mittelgroße Gurke
- 2 große Birnen
- 1 Stange Sellerie
- 1 Handvoll gemischtes Grün (Grünkohl, Mangold, Spinat)
- 3-4 Blätter Basilikum
- Saft von 1 Zitrone
- 1 TL Goji Beeren
- 1 TL Mandeln
- 250-300 ml Wasser

3.1.161 Gurke-Fenchel-Wassermelone

Zutaten:

- 1 kleine Gurke
- 100 g Fenchel
- 150 g Wassermelone
- 1 TL Honig
- 150-200 ml Wasser

3.1.162 Gurke-Apfel-Sellerie

Zutaten:

- 1/2 Gurke
- 1 Apfel
- 1 Stange Sellerie
- 1 Handvoll Spinat
- 3 Blätter Minze
- 200-250 ml Wasser

3.1.163 Gurke-Spinat-Birne-Avocado

Zutaten:

- 1 kleine Gurke
- 50 g Spinat
- 1 mittelgroße Birne
- 1/2 Avocado
- 2-3 Minzblätter
- 150-200 ml Wasser

3.1.164 Gurke-Pistazien-Sellerie-Mango

Zutaten:

- 1 kleine Gurke
- 1 EL Pistazien
- 1 Bund Petersilie
- 1 Stange Sellerie
- 1 Mango
- 2 EL Zitronensaft
- 200-250 ml Wasser

3.1.165 Gurke-Avocado-Tomate

Zutaten:

- 1 Gurke
- 1 Avocado
- 2 Tomaten
- 1 Banane
- 200-250 ml Wasser

Basis Sellerie

3.1.166 Sellerie-Limette-Orange

Zutaten:

- 2 Stangen Sellerie
- 1/2 Limette
- 1 Orange
- 1 TL Meerrettich
- 150-200 ml Wasser

3.1.167 Sellerie-Papaya-Mangold

Zutaten:

- 2 Stangen Sellerie
- 1/2 Papaya
- 100 g Mangold
- 200-250 ml Wasser

3.1.168 Sellerie-Mangold-Mango-Banane

Zutaten:

- 1/2 Handvoll Sellerie
- 2 Handvoll Mangold
- 1 Handvoll Mango
- 1 Banane
- 2 EL Chiasamen
- 1 EL Zitronensaft
- 250-300 ml Wasser

3.1.169 Sellerie-Karotte-Spinat-Ananas

Zutaten:

- 2 Stangen Sellerie
- 1 mittelgroße Karotte
- 100 g Blattspinat
- 300 g Ananas
- 100 g Brunnenkresse
- 250-300 ml Wasser

3.1.170 Sellerie-Apfel-Birne-Spinat

Zutaten:

- 4-5 Stangen Sellerie
- 1 mittelgroßer Apfel
- 1 mittelgroße Birne
- 50 g Spinat
- 200-250 ml Wasser

3.1.171 Sellerie-Feldsalat-Tomaten

Zutaten:

- 1 Stängel Sellerie
- 1 Handvoll Feldsalat
- 3 kleine Tomaten
- 150-200 ml Wasser

3.1.172 Sellerie-Limette-Apfel

Zutaten:

- 3 Stangen Sellerie
- 1 Limette
- 2 mittelgroße Äpfel
- 2-3 Minzblätter
- 200-250 ml Wasser

3.1.173 Sellerie-Mango-Karotte-Rote Beete

Zutaten:

- 2 Stangen Sellerie
- 1/2 Mango
- 1 mittelgroße Karotte
- 100 g Rote Beete
- 1 EL Sonnenblumenkerne
- 250-300 ml Wasser

3.1.174 Sellerie-Brunnenkresse-Avocado-Birne

Zutaten:

- 1 Stange Sellerie
- 1 Handvoll Brunnenkresse
- 1/2 Avocado
- 1 Birne
- 1 EL Chiasamen
- 2-3 Eiswürfel
- 200 ml Wasser

3.1.175 Sellerie-Banane-Birne

Zutaten:

- 4-5 Stangen Sellerie
- 1 mittelgroße Banane
- 1 große Birne
- 1 EL Leinsamen
- 1 EL Chia Samen
- 1 TL Ahornsirup
- 200-250 ml Wasser

3.1.176 Sellerie-Grapefruit-Karotte-Apfel

Zutaten:

- 2 Stangen Sellerie
- 1 Grapefruit
- 1 mittelgroße Karotte
- 1 kleiner Apfel
- 3-4 Blätter Basilikum
- 200-250 ml Wasser

3.1.177 Sellerie-Spinat-Petersilie

Zutaten:

- 1 Stange Sellerie
- 1 Handvoll Spinat
- 1 Banane
- 1/2 Handvoll Petersilie
- 200-250 ml Wasser

3.1.178 Sellerie-Apfel-Mango-Honigmelone

Zutaten:

- 3 Stangen Sellerie
- 1 kleiner Apfel
- 1/2 Mango
- 200 g Honigmelone
- 1 EL Aloe Vera Saft
- 200-250 ml Wasser

3.1.179 Sellerie-Mango-Gurke

Zutaten:

- 3 Stangen Sellerie
- 1 Mango
- 1 kleine Gurke
- 100 g grüne Paprika
- Saft von 1 Zitrone
- 1 cm Ingwer
- 200-250 ml Wasser

3.1.180 Sellerie-Mangold-Gurke-Apfel

Zutaten:

- 1/4 Stange Sellerie
- 1 Handvoll Mangold
- 1/4 Gurke
- 2 Äpfel
- 1 EL Limettensaft
- 1 kleines Stück Ingwer
- 150-200 ml Wasser

3.1.181 Sellerie-Karotte-Orange-Apfel

Zutaten:

- 3 Stangen Sellerie
- 1 große Karotte
- 2 Orangen
- 1 Bund Petersilie
- 1 mittelgroßer Apfel
- 1 EL Goji Beeren
- 100 ml Karottensaft
- 100-150 ml Wasser

3.1.182 Sellerie-Mango-Grapefruit-Grünkohl

Zutaten:

- 2 Stangen Sellerie
- 1/4 Mango
- 1 Grapefruit
- 100 g Grünkohl
- 1 TL Chia Samen
- 200-250 ml Wasser

3.1.183 Sellerie-Spinat-Feldsalat

Zutaten:

- 1/4 Stange Sellerie
- 1 Handvoll Spinat
- 1/2 Handvoll Feldsalat
- 1 Apfel
- 1 Banane
- 200-250 ml Wasser

3.1.184 Sellerie-Gurke-Karotte-Orange

Zutaten:

- 2 Stangen Sellerie
- 1 kleine Gurke
- 1 kleine Karotte
- 2 Orangen
- 1 Bund Petersilie
- 2 EL Zitronensaft
- 1 TL Honig
- 200-250 ml Wasser

3.1.185 Sellerie-Spinat-Avocado-Datteln

Zutaten:

- 1 Stange Sellerie
- 1 Handvoll Spinat
- 1/2 Avocado
- 1 Banane
- 1 Birne
- 3 Datteln
- 300-350 ml Wasser

3.1.186 Sellerie-Avocado-Broccoli-Banane

Zutaten:

- 2 Stangen Sellerie
- 1/4 Avocado
- 150 g Broccoli
- 1 mittelgroße Banane
- 1 EL Zitronensaft
- 1 TL Honig
- 250-300 ml Wasser

3.1.187 Sellerie-Karotte-Apfel

Zutaten:

- 2 Stangen Sellerie
- 1 kleine Karotte
- 1 mittelgroßer Apfel
- 1 EL Orangensaft
- 1 TL Ahornsirup
- 200-250 ml Wasser

3.1.188 Sellerie-Gurke-Kiwi-Apfel

Zutaten:

- 1 Stange Sellerie
- 1 kleine Gurke
- 2 Kiwis
- 1 mittelgroßer Apfel
- 2 EL Limettensaft
- 150-200 ml Wasser

3.1.189 Sellerie-Spinat-Ananas-Kokos

Zutaten:

- 1 Stange Sellerie
- 1 Handvoll Spinat
- 1/2 Handvoll Römersalat
- 1/4 Avocado
- 2 Scheiben Ananas
- 1 TL Kokosraspeln
- 250-300 ml Wasser

3.1.190 Sellerie-Kiwi-Kopfsalat

Zutaten:

- 2 Stangen Sellerie
- 2 Kiwis
- 2 Blätter Kopfsalat
- 1 EL Limettensaft
- 3-4 Eiswürfel
- 150-200 ml Wasser

3.1.191 Sellerie-Mango-Grünkohl

Zutaten:

- 1 Stange Sellerie
- 1/2 Mango
- 100 g Grünkohl
- 1 Handvoll Petersilie
- 4-5 Blätter Minze
- 1 EL Kokosnussöl
- 200-250 ml Wasser

3.1.192 Sellerie-Spinat-Avocado-Zitrone

Zutaten:

- 4 Stangen Sellerie
- 1 Handvoll Spinat
- 1/2 Avocado
- 2 EL Zitronensaft
- 200-250 ml Wasser

Basis Avocado

3.1.193 Avocado-Apfel-Tomate

Zutaten:

- 1 Avocado
- 2 mittelgroße Äpfel
- 1 kleine Tomate
- 1 Bund Petersilie
- 200-250 ml Wasser

3.1.194 Avocado-Banane-Erdbeere

Zutaten:

- 1 Avocado
- 1 mittelgroße Banane
- 150 g Erdbeeren
- 200-250 ml Wasser

3.1.195 Avocado-Gurke-Melone

Zutaten:

- 1 Avocado
- 1 Gurke
- 2 Blätter Kopfsalat
- 100 g Honigmelone
- 3-4 Eiswürfel
- 100 ml Wasser

3.1.196 Avocado-Limette-Orange

Zutaten:

- 1/2 Avocado
- 1 EL Limettensaft
- 1 Große Orange
- 1 TL Honig
- 150-200 ml Wasser

3.1.197 Avocado-Erdbeere-Mango-Zitrone

Zutaten:

- 1 Avocado
- 150 g Erdbeeren
- 1 Mango
- 1/2 Zitrone
- 1 Handvoll Koriander
- 200-250 ml Wasser

3.1.198 Avocado-Salatgurke-Kopfsalat

Zutaten:

- 1 Avocado
- 1 halbe Salatgurke
- 1 kleine Handvoll Petersilie
- 1 Handvoll Kopfsalat
- 2 Nelken
- 200 ml Kräutertee

3.1.199 Avocado-Karotte-Apfel-Blaubeere

Zutaten:

- 1/2 Avocado
- 1 mittelgroße Karotte
- 1 mittelgroßer Apfel
- 100 g Blaubeeren
- 1 EL Kokosöl
- 1 EL Kokosraspeln
- 3-4 Eiswürfel
- 200-250 ml Wasser

3.1.200 Avocado-Orange-Banane-Spinat

Zutaten:

- 1 Avocado
- 1 Orange
- 1 mittelgroße Banane
- 50 g Blattspinat
- 200-250 ml Wasser

3.1.201 Avocado-Römersalat-Ananas

Zutaten:

- 1 Avocado
- 1 Handvoll Römersalat
- 2 Ananasscheiben
- 1 grüne Paprika
- 200-250 ml Wasser

3.1.202 Avocado-Blaubeere-Gurke

Zutaten:

- 1/2 Avocado
- 100 g Blaubeeren
- 1 kleine Gurke
- 200-250 ml Wasser

3.1.203 Avocado-Pflaume-Apfel

Zutaten:

- 1/2 Avocado
- 2 Pflaumen
- 1 großer Apfel
- 100 g Fenchelknolle
- 1 Bund Petersilie
- 250-300 ml Wasser

3.1.204 Avocado-Gurke-Feldsalat

Zutaten:

- 1 Avocado
- 1/2 Salatgurke
- 3 Handvoll Feldsalat
- 1 Birne
- 1 Stange Sellerie
- 1 Stück Kurkuma
- 1 Scheibe Zitrone
- 300 ml Wasser

3.1.205 Avocado-Karotte-Apfel-Rote Beete

Zutaten:

- 1 Avocado
- 1 kleine Karotte
- 2 mittelgroße Äpfel
- 100 g Rote Beete
- 1 EL Zitronensaft
- 250-300 ml Wasser

3.1.206 Avocado-Joghurt-Apfel-Banane

Zutaten:

- 1 Avocado
- 150 g griechischer Joghurt
- 1 mittelgroßer Apfel
- 1 mittelgroße Banane
- 1 EL Honig
- 1/4 TL Vanille
- 1/4 TL Zimt
- 3-4 Eiswürfel
- 100-150 ml Wasser

3.1.207 Avocado-Nektarine-Mangold

Zutaten:

- 1 Avocado
- 1 Nektarine
- 150 g Mangold
- 200-250 ml Wasser

3.1.208 Avocado-Birne-Mangold

Zutaten:

- 1 Avocado
- 1 mittelgroße Birne
- 50 g Mangold
- 1 EL Gerstengraspulver
- 1 EL Hanfsamen
- 200-250 ml Wasser

3.1.209 Avocado-Feldsalat-Orange

Zutaten:

- 1 Avocado
- 1 Handvoll Feldsalat
- 1 Orange
- 1 Banane
- 1 Paprika
- 2 Kirschtomaten
- 250-300 ml Wasser

3.1.210 Avocado-Pfirsich-Spinat

Zutaten:

- 1/2 Avocado
- 1 Großer Pfirsich
- 100-150 g Spinat
- 1 EL Hanfsamen
- 200-250 ml Wasser

3.1.211 Avocado-Aprikose-Spinat-Erdbeere

Zutaten:

- 1 Avocado
- 2 Aprikosen
- 50 g Blattspinat
- 150 g Erdbeeren
- 1 EL Chia Samen
- 250-300 ml Wasser

3.1. 212 Avocado-Limette-Basilikum

Zutaten:

- 1 Avocado
- 2 EL Limettensaft
- 1 EL Agavendicksaft
- 1 Handvoll Basilikumblätter
- 250 ml Wasser

3.1.213 Avocado-Apfel-Rote Beete-Karotte

Zutaten:

- 1 Avocado
- 2 mittelgroße Äpfel
- 100 g Rote Beete
- 1 kleine Karotte
- 1 EL Zitronensaft
- 250-300 ml Wasser

3.1.214 Avocado-Trauben-Broccoli-Himbeere

Zutaten:

- 1/2 Avocado
- 10 kernlose Trauben
- 2 kleine Broccoli
- 100 g Himbeeren
- 1 TL Olivenöl
- 1 EL Goji Beeren
- 200-250 ml Wasser

3.1.215 Avocado-Salat-Banane-Mango

Zutaten:

- 1/2 Avocado
- 2 Handvoll Romanasalat
- 1 Tomate
- 1 Banane
- 1/2 Mango
- 250-300 ml Wasser

3.1.216 Avocado-Rucola-Apfel-Karotte

Zutaten:

- 1/2 Avocado
- 1 Handvoll Rucola
- 1 großer Apfel
- 1 mittelgroße Karotte
- 200-250 ml Wasser

3.1.217 Avocado-Apfel-Orange

Zutaten:

- 1/2 Avocado
- 1 kleiner Apfel
- 1 Orange
- 1 EL Zitronensaft
- 1 TL Honig
- 150-200 ml Wasser

3.1.218 Avocado-Banane-Apfel

Zutaten:

- 1 Avocado
- 1 Banane
- 1 Apfel
- 1 Orange
- 1/2 TL Zimtpulver
- 250-300 ml Wasser

3.1.219 Avocado-Broccoli-Blaubeere-Papaya

Zutaten:

- 1/2 Avocado
- 4 Broccoli
- 50 g Blaubeeren
- 1/2 Papaya
- 250-300 ml Wasser

3.1.220 Avocado-Banane-Pflaume

Zutaten:

- 1 Avocado
- 1/2 Paprika
- 1 Banane
- 5 Pflaumen
- 1 Handvoll Weintrauben
- 250-300 ml Wasser

3.2 REZEPTE MIT VERSCHIEDENEN FLÜSSIGKEITEN

Basis Spinat

3.2.1 Spinat-Apfel-Gurke

Zutaten:

- 2 Handvoll Spinat
- 2 mittelgroße Äpfel
- 100 g Gurke
- 4-5 Eiswürfel
- 1 TL Honig
- 200-250 ml Kokosmilch

3.2.2 Spinat-Erdbeere

Zutaten:

- 100 g Spinat
- 3-4 große Erdbeeren
- 3-4 Eiswürfel
- 150-200 ml Kokoswasser

3.2.3 Spinat-Honig-Avocado-Erdbeere

Zutaten:

- 1 Handvoll Spinat
- 1/4 Avocado
- 1 TL Honig
- 5-6 Erdbeeren
- 1 TL Kokosnussöl
- 1/4 TL Chili Pulver
- 4-5 Eiswürfel
- 200 ml Kokosnussmilch

3.2.4 Spinat-Pfefferminz-Banane

Zutaten:

- 150 g Spinat
- 1 EL Pfefferminz-Extrakt
- 1 kleine Banane
- 2 EL Kakaopulver ohne Zucker
- 1 EL Chia-Samen
- 4-5 Eiswürfel
- 250-300 ml Mandelmilch

3.2.5 Spinat-Aprikose-Avocado-Joghurt

Zutaten:

- 100 g Spinat
- 1 Aprikose
- 1/2 Avocado
- 150 g griechischer Joghurt
- 1 TL Honig
- 4-5 Eiswürfel
- 200-250 ml Milch (oder Sojamilch)

3.2.6 Spinat-Grünkohl-Banane

Zutaten:

- 1 Handvoll Spinat
- 1 Handvoll Grünkohl
- 1 Banane
- 1 EL Kokosnussöl
- 50 ml Orangensaft
- 100 ml Mandelmilch

3.2.7 Spinat-Mirabelle-Avocado

Zutaten:

- 150 g Blattspinat
- 2 Mirabellen
- 1/2 Avocado
- 1 TL Honig
- 250-300 ml Mandelmilch

3.2.8 Spinat-Ananas-Apfel

Zutaten:

- 150 g Spinat
- 100 g Ananas
- 1 mittelgroßer Apfel
- 100-150 ml Kokosmilch

3.2.9 Spinat-Banane-Mandel

Zutaten:

- 2 Handvoll frischer Spinat
- 1/2 Banane
- 1 EL rohe Mandeln
- 1/4 TL Mandelöl
- 100 ml Wasser
- 150 ml Mandelmilch

3.2.10 Spinat-Papaya-Banane

Zutaten:

- 150 g Blattspinat
- 1/2 Papaya
- 1 mittelgroße Banane
- 1/2 TL Zimt
- 200-250 ml Reismilch

3.2.11 Spinat-Ananas-Banane

Zutaten:

- 150 g Blattspinat
- 100 g Ananas
- 1 kleine Banane
- 200-250 ml Mandelmilch

3.2.12 Spinat-Honig-Leinsamen-Grüner Tee

Zutaten:

- 100 g Spinat
- 1 EL Honig
- 1 TL Leinsamen (gemahlen)
- 4 TL grüner Tee
- 2-3 Eiswürfel
- 150-200 ml Mandelmilch

3.2.13 Spinat-Apfel-Banane-Avocado

Zutaten:

- 100 g Blattspinat
- 1 mittelgroßer Apfel
- 1 mittelgroße Banane
- 1/2 Avocado
- Saft von 1 Zitrone
- 3-4 Eiswürfel
- 150-200 ml Apfelsaft

3.2.14 Spinat-Banane-Nektarine-Gurke

Zutaten:

- 150 g Blattspinat
- 1 mittelgroße Banane
- 1 Nektarine
- 1 kleine Gurke
- 150-200 ml Kokoswasser

3.2.15 Spinat-Banane-Granatapfel

Zutaten:

- 2 Handvoll Babyspinat
- 1 kleine Banane
- 1 Granatapfel
- 3-4 Eiswürfel
- 150 ml Kokosmilch

3.2.16 Spinat-Erdbeere-Banane-Avocado

Zutaten:

- 150 g Spinat
- 100 g Erdbeeren
- 1 kleine Banane
- 1/2 Avocado
- 1/2 EL Rosinen
- 1/2 EL Goji Beeren
- 200-250 ml Mandelmilch

3.2.17 Spinat-Pflaume-Orange-Apfel

Zutaten:

- 150 g Spinat
- 1 Pflaume
- 1 Orange
- 1 mittelgroßer Apfel
- 1/2 TL Ingwer
- 150-200 ml Reismilch

3.2.18 Spinat-Birne-Himbeere

Zutaten:

- 150 g Babyspinat
- 1 Birne
- 150 g Himbeeren
- 2 Blätter Grünkohl
- 1/2 TL Vanilleextrakt
- 250 ml Mandel- oder Kokosmilch

3.2.19 Spinat-Datteln-Ananas-Banane

Zutaten:

- 150 g Spinat
- 3-4 Datteln
- 150 g Ananas
- 1 kleine Banane
- 1 TL Honig
- 200-250 ml Kokosmilch

3.2.20 Spinat-Birne-Banane-Ananas

Zutaten:

- 200 g Spinat
- 1 mittelgroße Birne
- 1 mittelgroße Banane
- 150 g Ananas
- 1 EL Leinsamen
- 1 EL Honig
- Saft von 1 Orange
- 200-250 ml Mandelmilch

3.2.21 Spinat-Banane-Kokosnuss

Zutaten:

- 2 Handvoll Spinat
- 1 Banane
- 1 Handvoll Kokosnussfleisch
- 1/2 Handvoll Mandeln
- 250-300 ml Mandelmilch

3.2.22 Spinat-Orange-Mango-Ananas

Zutaten:

- 150 g Spinat
- 1 Orange
- 1/2 Mango
- 100 g Ananas
- 150-200 ml Mandelmilch

3.2.23 Spinat-Datteln-Banane

Zutaten:

- 150 g Blattspinat
- 2-3 Datteln
- 1 mittelgroße Banane
- 5-6 Minzblätter
- 1 TL Vanille
- 1 TL Ahornsirup
- 200-250 ml Reismilch

3.2.24 Spinat-Banane-Karamell-Walnuss

Zutaten:

- 2 Handvoll Spinat
- 1 kleine Banane
- 1 EL Karamell
- 1 EL Walnüsse
- 150 ml Kokosnussmilch
- 150 ml Reismilch

3.2.25 Spinat-Basilikum-Apfel-Banane

Zutaten:

- 200 g Spinat
- 5-6 Basilikumblätter
- 1 mittelgroßer Apfel
- 1 kleine Banane
- 1 TL Vanille
- 200-250 ml Mandelmilch

3.2.26 Spinat-Blaubeere-Himbeere-Rote Beete

Zutaten:

- 200 g Spinat
- 100 g Blaubeeren
- 100 g Himbeeren
- 50 g Rote Beete
- 1 EL Rosinen
- 200-250 ml Mandelmilch

3.2.27 Spinat-Ananas-Avocado

Zutaten:

- 1 Handvoll Spinat
- 1 Scheibe Ananas
- 1/2 Avocado
- 100 ml Kokosmilch

3.2.28 Spinat-Limette-Banane-Avocado

Zutaten:

- 150 g Spinat
- 1 Limette
- 1 kleine Banane
- 1/2 Avocado
- 5-6 Minzblätter
- 200-250 ml Kokosmilch

3.2.29 Spinat-Brombeere-Himbeere

Zutaten:

- 150 g Spinat
- 100 g Brombeeren
- 100 g Himbeeren
- 1 TL Ahornsirup
- 1/2 TL Vanille
- 150-200 ml Mandelmilch

3.2.30 Spinat-Banane-Pfefferminz

Zutaten:

- 200 g Spinat
- 1/2 Banane
- 2 EL Hanfsamen
- 3-4 Eiswürfel
- 100 ml Pfefferminztee
- 100 ml Reismilch

3.2.31 Spinat-Orange-Aprikose

Zutaten:

- 150 g Spinat
- 1 Orange
- 2 Aprikosen
- 200-250 ml Mandelmilch

3.2.32 Spinat-Feldsalat-Sellerie-Avocado

Zutaten:

- 150 g Blattspinat
- 100 g Feldsalat
- 2 Stangen Sellerie
- 1/2 Avocado
- 1 kleiner Apfel
- 1 kleine Banane
- 1 EL Kürbiskerne
- 1 EL Leinsamen
- 1 El Chia Samen
- 250-300 ml Kokoswasser

3.2.33 Spinat-Birne-Kokos

Zutaten:

- 1 Handvoll Spinat
- 4 Blätter Zitronenmelisse
- 4 Brombeerblätter
- 1 Birne
- 1 EL Matchapulver
- 200-250 ml Kokosmilch

3.2.34 Spinat-Banane-Mango-Erdbeere

Zutaten:

- 150 g Spinat
- 1 kleine Banane
- 1/2 Mango
- 100 g Erdbeeren
- 1 TL Chia Samen
- 1 TL Leinsamen
- 1 TL Honig
- 250-300 ml Kokosmilch

3.2.35 Spinat-Leinsamen-Chia Samen-Banane

Zutaten:

- 150 g Spinat
- 1 EL Leinsamen
- 1 EL Chia Samen
- 1 große Banane
- 1/2 EL Kokosöl
- 100-150 ml Reismilch
- 100-150 ml Kokosmilch

3.2.36 Spinat-Ananas-Papaya

Zutaten:

- 2 Handvoll Spinat
- 100 g Ananas
- 100 g Papaya
- 1/2 Banane
- 1/4 Salatgurke
- 3-4 Eiswürfel
- 200-250 ml Kokoswasser

3.2.37 Spinat-Erdnussbutter-Birne

Zutaten:

- 150 g Spinat
- 2 EL Erdnussbutter
- 2 mittelgroße Birnen
- 3 EL Kakaopulver
- 1 TL Vanilleextrakt
- 1/2 TL Honig
- 300 ml Kokosmilch

3.2.38 Spinat-Erdbeere-Chia Samen-Orange

Zutaten:

- 150 g Spinat
- 3 große Erdbeeren
- 2 EL Chia Samen
- Saft von 1 Orange
- 1 EL Ahornsirup
- 3-4 Eiswürfel
- 150-200 ml grüner Tee

2.3.39 Spinat-Banane-Heidelbeere

Zutaten:

- 2 Handvoll Spinat
- 1 Banane
- 1 Handvoll Heidelbeeren
- 5 cm Ingwer
- 1 Handvoll Broccoli
- 1/2 Avocado
- 200-250 ml grüner Tee

3.2.40 Spinat-Aprikose-Erdbeere

Zutaten:

- 100 g Spinat
- 1 Aprikose
- 4 große Erdbeeren
- 2 EL Chia Samen
- 2 Blätter Stevia
- 200-250 ml Mandelmilch

3.2.41 Spinat-Banane- Himbeere

Zutaten:

- 100 g Spinat
- 1 kleine Banane
- 50 g Himbeeren
- 200-250 ml Mandelmilch

3.2.42 Spinat-Apfel-Datteln

Zutaten:

- 200 g Spinat
- 1 kleiner Apfel
- 2 EL Mandelmus
- 2 Datteln
- 1/4 TL Vanilleextrakt
- 1/4 TL Zimt
- 2-3 Eiswürfel
- 250 ml Kokosmilch

3.2.43 Spinat-Karotte-Orange-Banane

Zutaten:

- 150 g Spinat
- 1 Karotte
- 1 Orange
- 1 mittelgroße Banane
- 1 EL Hanfsamen
- 1 EL Kürbiskerne
- 200-250 ml Mandelmilch

3.2.44 Spinat-Muskatnuss-Apfel-Zimt

Zutaten:

- 150 g Spinat
- 1/4 TL Muskatnuss
- 2 mittelgroße Äpfel
- 2 EL Zitronensaft
- 1/2 TL Zimt
- 1/4 TL gemahlene Nelken
- 250-300 ml Kokoswasser

3.2.45 Spinat-Apfel-Zitrone

Zutaten:

- 2 Handvoll Spinat
- 1 Apfel
- 1 TL Zitronenzesten
- 2 TL Zitronensaft
- 150-200 ml Apfelsaft

Basis Feldsalat

3.2.46 Feldsalat-Aprikose-Pfirsich

Zutaten:

- 150 g Feldsalat
- 1 Aprikose
- 1 Pfirsich
- 150-200 ml Kokosmilch

3.2.47 Feldsalat-Mirabelle-Banane-Birne

Zutaten:

- 150 g Feldsalat
- 3 Mirabellen
- 1 mittelgroße Banane
- 1 mittelgroße Birne
- 150-200 ml Reismilch

3.2.48 Feldsalat-Datteln-Banane-Pistazien

Zutaten:

- 2 Handvoll Feldsalat
- 1 Handvoll Datteln
- 1 Banane
- 1/2 Handvoll Pistazien
- 1 Packung Vanillezucker
- 1 EL Kokosmus
- 200-250 ml Mandelmilch

3.2.49 Feldsalat-Banane-Apfel

Zutaten:

- 200 g Feldsalat
- 1 große Banane
- 1 großer Apfel
- 200-250 ml Mandelmilch

3.2.50 Feldsalat-Birne-Banane-Avocado-Orange

Zutaten:

- 150 g Feldsalat
- 1 Handvoll Basilikum
- 1 mittelgroße Birne
- 1 kleine Banane
- 1/2 Avocado
- 1 Orange
- 200-250 ml Kokosmilch

3.2.51 Feldsalat-Haferflocken-Rosinen

Zutaten:

- 1 Handvoll Feldsalat
- 50 g Haferflocken
- 1 EL Rosinen
- 1 Banane
- 200 ml Hafermilch

Basis Kopfsalat

3.2.52 Kopfsalat-Leinsamen-Mango

Zutaten:

- 200 g Kopfsalat
- 2 EL Leinsamen
- 1/2 Mango
- 1 EL Kokosöl
- 150-200 ml Kokosmilch

3.2.53 Kopfsalat-Karotte-Banane-Apfel

Zutaten:

- 200 g Kopfsalat
- 1 kleine Karotte
- 1 kleine Banane
- 1 kleiner Apfel
- 1 EL Hanf Samen
- 1 EL Chia Samen
- 200-250 ml Mandelmilch

3.2.54 Kopfsalat-Banane-Joghurt-Zimt

Zutaten:

- 2 Handvoll Kopfsalat
- 1 Banane
- 150 g fettarmer Joghurt
- 1 Prise Zimt
- 3-4 Eiswürfel
- 200 ml Mandelmilch

Basis Grünkohl

3.2.55 Grünkohl-Mandelbutter-Banane

Zutaten:

- 150 g Grünkohl
- 2 TL Mandelbutter
- 1 kleine Banane
- 1/8 TL Zimt
- 1/8 TL gemahlener Ingwer
- 200-250 ml Mandelmilch

3.2.56 Grünkohl-Himbeere-Erdbeere

Zutaten:

- 200 g Grünkohl
- 100 g Himbeeren
- 100 g Erdbeeren
- 200-250 ml Mandelmilch

3.2.57 Grünkohl-Mango-Banane-Kokosnuss

Zutaten:

- 150 g Grünkohl
- 1 Mango
- 1/2 Banane
- Saft einer halben Limette
- 200 ml Kokosnussmilch

3.2.58 Grünkohl-Erdbeere-Banane

Zutaten:

- 200 g Grünkohl
- 100 g Erdbeeren
- 1 mittelgroße Banane
- 1 EL Pinienkerne
- 3-4 Datteln
- 1 getrocknete Feige
- 1 TL Honig
- 3-4 Eiswürfel
- 250-300 ml Reismilch

3.2.59 Grünkohl-Brombeere-Rote Johannisbeere-Banane

Zutaten:

- 250 g Grünkohl
- 50 g Brombeeren
- 50 g rote Johannisbeeren
- 1 mittelgroße Banane
- 1 TL Kokosöl
- 200-250 ml Kokosmilch

3.2.60 Grünkohl-Banane-Birne-Avocado

Zutaten:

- 200 g Grünkohl
- 1 Banane
- 1 kleine Birne
- 1/2 Avocado
- 1/2 Handvoll Petersilie
- 1 TL Zitronensaft
- 1 EL Hanfsamen
- 1 Dattel
- 2-3 Eiswürfel
- 300 ml Mandelmilch

3.2.61 Grünkohl-Blaubeere-Mango-Ananas

Zutaten:

- 250 g Grünkohl
- 100 g Blaubeeren
- 1/2 Mango
- 150 g Ananas
- 200-250 ml Mandelmilch

3.2.62 Grünkohl-Limette-Ananas

Zutaten:

- 200 g Grünkohl
- 1 Limette
- 150 g Ananas
- 5-6 Basilikumblätter
- 5-6 Minzblätter
- 200-250 ml Mandelmilch

3.2.63 Grünkohl-Apfel-Zitrone

Zutaten:

- 4 Blätter Grünkohl
- 1 Apfel
- 1/4 Handvoll Spinat
- 1/4 Gurke
- 1/2 Stange Sellerie
- 3 EL Zitronensaft
- 100-150 ml Wasser
- 100 ml Mandelmilch
- 100 ml Kokosmilch

3.2.64 Grünkohl-Brombeere-Blaubeere

Zutaten:

- 150 g Grünkohl
- 100 g Brombeeren
- 100 g Blaubeeren
- 1 TL Kokosöl
- 1 TL Honig
- 1 EL Goji Beeren
- 1EL Chia Samen
- 200-250 ml Kokoswasser

3.2.65 Grünkohl-Beeren-Chiasamen

Zutaten:

- 100 g Grünkohl
- 5-6 Brombeeren
- 5-6 Himbeeren
- 1 EL Chiasamen
- 200-250 ml Mandelmilch

3.2.66 Grünkohl-Birne-Banane-Matcha

Zutaten:

- 1 Handvoll Grünkohl
- 1 Birne
- 1 Banane
- 1/2 Handvoll Spinat
- 1 kleines Stück Ingwer
- 100-150 ml Apfelsaft
- 100-150 ml Matcha Tee

Basis Mangold

3.2.67 Mangold-Blaubeere-Himbeere

Zutaten:

- 150 g Mangold
- 50 g Blaubeeren
- 50 g Himbeeren
- 150-200 ml Kokosmilch

3.2.68 Mangold-Apfel-Banane

Zutaten:

- 150 g Mangold
- 1 mttelgroßer Apfel
- 1 mittelgroße Banane
- 3-4 Eiswürfel
- 150-200 ml Apfelsaft

3.2.69 Mangold-Spinat-Karotte-Beeren-Nuss

Zutaten:

- 1 Handvoll Mangold
- 1/2 Handvoll Spinat
- 1 Karotte
- 1/3 Gurke
- 1 EL Leinöl
- 2 Blatt Aloe Vera
- 1/3 Handvoll Nüsse
- 1 Handvoll gemischte Beeren
- 1 EL Zitronensaft
- 250-300 ml grüner Tee

3.2.70 Mangold-Avocado-Apfel

Zutaten:

- 100 g Mangold
- 1 Avocado
- 1 mittelgroßerApfel
- 1 cm Ingwer
- 3-4 Eiswürfel
- 150-200 ml Apfelsaft

3.2.71 Mangold-Ananas-Orange

Zutaten:

- 150 g Mangold
- 200 g Ananas
- 1 Orange
- 2-3 getrocknete Feigen
- 1 EL Chiasamen
- 200-250 ml Mandelmilch

3.2.72 Mangold-Blaubeere-Banane

Zutaten:

- 150 g Mangold
- 50 g Blaubeeren
- 1 mittelgroße Banane
- 1 EL Leinsamen
- 1 TL Ahornsirup
- 200-250 ml Kokoswasser

Basis Rucola

3.2.73 Rucola-Orange-Mango-Nektarine

Zutaten:

- 150 g Rucola
- 1 Orange
- 1/2 Mango
- 1 Nektarine
- 200 ml grüner Tee

3.2.74 Rucola-Gurke-Avocado

Zutaten:

- 150 g Rucola
- 1 kleine Gurke
- 1/2 Avocado
- 150-200 ml Reismilch

3.2.75 Rucola-Feldsalat-Datteln

Zutaten:

- 1 Handvoll Feldsalat
- 1 Handvoll Rucola
- 1 Handvoll Datteln
- 150 ml grüner Tee

3.2.76 Rucola-Spinat-Blaubeere-Erdbeere

Zutaten:

- 150 g Rucola
- 100 g Spinat
- 100 g Blaubeeren
- 100 g Erdberen
- 1 TL Chia Samen
- 1 TL Hanfsamen
- 1 EL Ahornsirup
- 250-250 ml Kokosmilch

3.2.77 Rucola-Brombeere-Banane

Zutaten:

- 200 g Rucola
- 150 g Brombeeren
- 1 mittelgroße Banane
- 1 TL Kokosöl
- 1 EL Goji Beeren
- 200 ml Reismilch

3.2.78 Rucola-Orange-Mango-Nektarine

Zutaten:

- 150 g Rucola
- 1 Orange
- 1/2 Mango
- 1 Nektarine
- 200 ml grüner Tee

3.2.79 Rucola-Gurke-Avocado

Zutaten:

- 150 g Rucola
- 1 kleine Gurke
- 1/2 Avocado
- 150-200 ml Reismilch

3.2.80 Rucola-Spinat-Brombeere-Heidelbeere

Zutaten:

- 150 g Rucola
- 100 g Spinat
- 100 g Brombeeren
- 100 g Heidelbeeren
- 1 TL Leinsamen
- 1/2 EL Agavendicksaft
- 200-250 ml Mandelmilch

3.2.81 Rucola-Brombeere-Banane

Zutaten:

- 200 g Rucola
- 150 g Brombeeren
- 1 mittelgroße Banane
- 1 TL Kokosöl
- 1 EL Goji Beeren
- 200 ml Reismilch

<u>Basis Gurke</u>

3.2.82 Gurke-Orange-Fenchel

Zutaten:

- 1 kleine Gurke
- 2 Orangen
- 100 g Fenchel
- 2 EL Limettensaft
- 150-200 ml Kokoswasser

3.2.83 Gurke-Joghurt-Kiwi

Zutaten:

- 1 mittelgroße Gurke
- 125-150 g Joghurt
- 2 Kiwis
- Saft von 1 Zitrone
- 1 EL Honig
- 1 EL Chia Samen
- 2-3 Eiswürfel
- 200-250 ml Mandelmilch

3.2.84 Gurke-Aprikose

Zutaten:

- 1 halbe Salatgurke
- 1 Aprikose
- 1 Handvoll Zitronenmelisse
- 1 TL Ahornsirup
- 100 ml Wasser
- 3 EL Zitronensaft

3.2.85 Gurke-Pfirsich-Honig

Zutaten:

- 1/2 kleine Gurke
- 1 Pfirsich
- 1TL Honig
- 150-200 ml Mandelmilch

3.2.86 Gurke-Mandel-Aprikose

Zutaten:

- 1 kleine Gurke
- 3-4 Mandeln
- 2 Aprikosen
- 1 TL Honig
- 200-250 ml Mandelmilch

3.2.87 Gurke-Minze-Aprikose

Zutaten:

- 1 Gurke
- 1 Handvoll Minzblätter
- 2 Aprikosen
- Saft einer Limette
- 150 ml grüner Tee

3.2.88 Gurke-Pfirsich-Trauben

Zutaten:

- 1 kleine Gurke
- 1 Pfirsich
- 150 g kernlose Trauben
- 3-4 Eiswürfel
- 150-200 ml Kokoswasser

3.2.89 Gurke-Himbeere-Apfel-Kirsche

Zutaten:

- 1 kleine Gurke
- 1 Handvoll Himbeeren
- 1 mittelgroßer Apfel
- 1 Handvoll Kirschen, entsteint
- 4 Minzblätter
- 150-200 ml Kokoswasser

3.2.90 Gurke-Birne-Chia Samen

Zutaten:

- 1/2 geschälte Salatgurke
- 1 mittelgroße Birne
- 1 EL Mandelbutter
- 1 EL Chia Samen
- 1 TL Zimt
- 4-5 Eiswürfel
- 250 ml Mandelmilch

3.2.91 Gurke-Banane-Erdbeere

Zutaten:

- 1 große Gurke
- 1 mittelgroße Banane
- 100 g Erdbeeren
- 150-200 ml Kokosmilch

3.2.92 Gurke-Spinat-Orange-Apfel

Zutaten:

- 1 mittelgroße Gurke
- 2 Handvoll Spinat
- 1 Orange
- 1 großer Apfel
- 4-5 Eiswürfel
- 10 Tropfen Stevia
- 1 EL Kokosöl
- 200-250 ml Kokosmilch

3.2.93 Gurke-Birne-Zitrone

Zutaten:

- 1/2 Gurke
- 1/2 Birne
- 1 Stange Sellerie
- 1/2 Handvoll Spinat
- 3 Blätter Kopfsalat
- 1 EL Zitronensaft
- 200-250 ml Hafermilch

3.2.94 Gurke-Spinat-Apfel-Avocado

Zutaten:

- 1 Kleine Gurke
- 100 g Spinat
- 1 kleiner Apfel
- 1/2 Avocado
- 4-5 Minzblätter
- 200-250 ml Mandelmilch

3.2.95 Gurke-Petersilie-Spinat

Zutaten:

- 1 Gurke, geschält
- 1 Bund Petersilie
- 1/2 Zitrone
- 1/2 Avocado
- 200 g Blattspinat
- 4-5 Eiswürfel
- 250 ml Kokoswasser

Basis Sellerie

3.2.96 Sellerie-Apfel-Paprika

Zutaten:

- 2 Stangen Sellerie
- 2 mittelgroße Äpfel
- 1 grüne Paprika
- 250-300 ml Apfelsaft

3.2.97 Sellerie-Blaubeere-Papaya

Zutaten:

- 4-5 Stangen Sellerie
- 100 g Blaubeeren
- 1 Papaya
- 1 Handvoll Rucola
- 4-5 Basilikumblätter
- 1 TL Zitronensaft
- 1 TL Honig
- 1/2 TL Zimt
- 150-200 ml Reismilch

3.2.98 Sellerie-Avocado-Spinat-Zitrone

Zutaten:

- 4 Stangen Sellerie
- 1 Avocado
- 1/2 Handvoll Spinat
- 2 EL Zitronensaft
- 200 ml Kokoswasser

3.2.99 Sellerie-Kiwi-Apfel-Banane

Zutaten:

- 3 Stangen Sellerie
- 2 Kiwis
- 1 kleiner Apfel
- 1 mittelgroße Banane
- 1 TL Gerstengras Pulver
- 4-5 Eiswürfel
- 250-300 ml Apfelsaft

3.2.100 Sellerie-Ananas-Grünkohl

Zutaten:

- 2 Stangen Sellerie
- 150 g Ananas
- 2 Blätter Grünkohl
- 200-250 ml Apfelsaft

3.2.101 Sellerie-Feldsalat-Nussmus

Zutaten:

- 2 Stangen Sellerie
- 1 Handvoll Feldsalat
- 1 EL Nussmus
- 200 ml Reismilch

3.2.102 Sellerie-Spinat-Banane-Trauben

Zutaten:

- 2 Stangen Sellerie
- 1 Handvoll Spinat
- 1 mittelgroße Banane
- 150 g rote Trauben
- 100 g Ananas
- 1 EL Mandeln
- 200-250 ml Mandelmilch

3.2.103 Sellerie-Apfel-Ananas-Gurke-Grünkohl

Zutaten:

- 2 Stangen Sellerie
- 1 kleiner Apfel
- 50 g Ananas
- 1 kleine Gurke
- 3 Blätter Grünkohl
- Saft von 1 Limette
- 100 ml grüner Tee
- 100 ml Kokosmilch

3.2.104 Sellerie-Blaubeere-Rote Beete

Zutaten:

- 2 Stangen Sellerie
- 100 g Blaubeeren
- 1 mittelgroße Rote Beete
- 200-250 ml Kokoswasser

3.2.105 Sellerie-Birne-Trauben-Apfel

Zutaten:

- 2 Stangen Sellerie
- 1 mittelgroße Birne
- 200 g weiße Trauben
- 2 große Äpfel
- 2-3 Eiswürfel
- 2 TL Zitronensaft
- 300 ml Orangensaft

<u>**Basis Avocado**</u>

3.2.106 Avocado-Walnuss-Grünkohl-Blaubeere

Zutaten:

- 1/2 Avocado
- 5 Walnüsse
- 100 g Grünkohl
- 50 g Blaubeeren
- 250-300 ml Mandelmilch

3.2.107 Avocado-Kürbiskerne-Pfirsich

Zutaten:

- 1/2 Avocado
- 1 TL Kürbiskerne
- 1 Pfirsich
- 150-200 ml Kokosmilch

3.2.108 Avocado-Ananas-Orange

Zutaten:

- 1/2 Avocado
- 50 g Ananas
- 1 Handvoll Endiviensalat
- 1 Handvoll Winterportulak
- 1 kleine Handvoll Petersilie
- 1 TL Honig
- Saft einer Orange
- 150 ml Apfeltee

3.2.109 Avocado-Leinsamen-Blaubeere

Zutaten:

- 1/2 Avocado
- 1 EL Leinsamen
- 100 g Blaubeeren
- 1 EL Kakaopulver
- 250-300 ml Kokoswasser

3.2.110 Avocado-Aprikose-Pfirsich

Zutaten:

- 1 Avocado
- 2 Aprikosen
- 2 Pfirsiche
- 50 g Hagebutten
- 200-250 ml Reismilch

3.2.111 Avocado-Kakao-Datteln

Zutaten:

- 1/2 Avocado
- 2 EL Kakaopulver
- 2 große Datteln
- 1/4 TL Zimt
- 1 Messerspitze Cayennepfeffer
- 4-5 Eiswürfel
- 300 ml Kokosnusswasser

3.2.112 Avocado-Grünkohl-Gurke-Banane

Zutaten:

- 1 Avocado
- 50 g Grünkohl
- 1 kleine Gurke
- 1 mittelgroße Banane
- 2 TL Gerstengraspulver
- 1 EL Hanfsamen
- 4-5 Eiswürfel
- 200-250 ml Apfelsaft

3.2.113 Avocado-Blaubeere-Banane

Zutaten:

- 1 Avocado
- 150 g Blaubeeren
- 1 große Banane
- 200-250 ml Mandelmilch

3.2.114 Avocado-Banane-Kakao

Zutaten:

- 1 Avocado
- 1 Banane
- 2 EL Kakaopulver
- 200 ml Hafermilch

3.2.115 Avocado-Limette-Nektarine

Zutaten:

- 1 Avocado
- 1/2 Limette
- 2 Nektarinen
- 1 EL Kokosraspeln
- 1 Pfirsich
- 100 ml Kokoswasser
- 200-250 ml Kokosmilch

3.2.116 Avocado-Orange-Erdbeere-Apfel

Zutaten:

- 1 Avocado
- 1 Orange
- 100 g Erdbeeren
- 1 mittelgroßer Apfel
- 1 EL Mandeln
- 1/2 TL Zimt
- 1 TL Honig
- 150-200 ml Mandelmilch

3.2.117 Avocado-Blaubeere

Zutaten:

- 1/2 Avocado
- 150 g Blaubeeren
- 2 TL Limettensaft
- 1/2 TL Agavendicksaft
- 250 ml Kokosmilch

3.2.118 Avocado-Vanille-Zimt-Banane

Zutaten:

- 1 Avocado
- 1/2 TL Vanille
- 1/4 TL Zimt
- 1 große Banane
- 1 TL Honig
- 150 ml Mandelmilch

3.2.119 Avocado-Walnuss-Blaubeere

Zutaten:

- 1 Avocado
- 4 Walnüsse
- 150 g Blaubeeren
- 1 EL Honig
- 150-200 ml Kokosmilch

3.2.120 Avocado-Petersilie-Walnuss-Limette

Zutaten:

- 1/2 Avocado
- 1/4 Bund Petersilie
- 1/2 Handvoll Walnüsse
- 1 EL Limettensaft
- 2 TL Honig
- 150 ml Hafermilch

3.2.121 Avocado-Banane-Vanille

Zutaten:

- 1 Avocado
- 1 mittelgroße Banane
- 1/4 TL Zimt
- 1/4 TL Vanille
- 150-200 ml Mandelmilch

3.2.122 Avocado-Apfel-Clementine-Blaubeere

Zutaten:

- 1 Avocado
- 1 mittelgroßer Apfel
- 2 Clementinen
- 100 g Blaubeeren
- 150-200 ml Reismilch

3.2.123 Avocado-Zitrone

Zutaten:

- 1 Avocado
- 1/2 Zitrone
- 150 ml Kokosmilch

3.2.124 Avocado-Banane-Karotte-Kürbis

Zutaten:

- 1 Avocado
- 1 kleine Banane
- 1 mittelgroße Karotte
- 100 g Kürbis
- 1 EL Honig
- 1 TL Hanfsamen
- 1/2 TL Ingwer
- 250-300 ml Reismilch

3.2.125 Avocado-Blaubeere-Banane

Zutaten:

- 1 Avocado
- 150 g Blaubeeren
- 1 große Banane
- 1 Handvoll Koriander
- 1 EL Gojibeeren
- 1 TL Leinsamen
- 3-4 Eiswürfel
- 250-300 ml Kokosmilch

3.2.126 Avocado-Kiwi-Zitrone

Zutaten:

- 1/2 Avocado
- 2 Kiwi
- 3 EL Zitronensaft
- 1 TL Ahornsirup
- 2-3 Eiswürfel
- 100 ml Aloe Vera Saft

3.2.127 Avocado-Erdbeere-Brombeere

Zutaten:

- 1/2 Avocado
- 100 g Erdbeeren
- 100 g Brombeeren
- 1 TL Honig
- 1/2 TL Zimt
- 1 EL Leinsamen
- 150-200 ml Mandelmilch

3.2.128 Avocado-Ananas-Himbeere

Zutaten:

- 1/2 Avocado
- 100 g Ananas
- 100 g Himbeeren
- 1 EL Goji Beeren
- 1 TL Hanfsamen
- 1 TL Honig
- 1/4 TL Zimt
- 200-250 ml Mandelmilch

3.2.129 Avocado-Pfirsich-Basilikum

Zutaten:

- 1/2 Avocado
- 2 Pfirsiche
- 1 Handvoll Basilikumblätter
- 1 TL Ahornsirup
- 1 TL Zitronensaft
- 150 ml Mandelmilch

3.2.130 Avocado-Kiwi-Blaubeere-Mangold

Zutaten:

- 1/2 Avocado
- 1 Kiwi
- 100 g Blaubeeren
- 100 g Mangold
- 1/2 EL Honig
- 1/2 TL Inwger
- 1 EL Chia Samen
- 200 ml Kokoswasser

3.2.131 Avocado-Chia Samen-Ananas

Zutaten:

- 1/2 Avocado
- 1 TL Chia Samen
- 300 g Ananas
- 1 Bund Petersilie
- 3-4 Minzblätter
- 1 TL Kokosöl
- 1/2 TL Honig
- 200-250 ml grüner Tee

3.2.132 Avocado-Kakao-Minze

Zutaten:

- 1/2 Avocado
- Ein Paar Blätter Minze
- 1 EL schwarze Schokolade oder Kakao
- 100 ml Wasser
- 150 ml Mandelmilch

3.2.133 Avocado-Leinsamen-Brombeere

Zutaten:

- 1/2 Avocado
- 1 TL Leinsamen
- 100 g Brombeeren
- 1 EL Honig
- 1/2 EL Ingwer
- 200 ml Mandelmilch

3.2.134 Avocado-Chia Samen-Hanfsamen-Apfel

Zutaten:

- 1/2 Avocado
- 1 EL Chia Samen
- 1 EL Hanfsamen
- 1 mittelgroßer Apfel
- 1/2 TL Zimt
- 200-250 ml Kokosmilch

3.2.135 Avocado-Himbeere-Blaubeere

Zutaten:

- 1/2 Avocado
- 100 g Himbeeren
- 100 g Blaubeeren
- 1 EL Chia Samen
- 1 EL Leinsamen
- 1 EL Kakao
- 1 EL Kokosöl
- 1/2 EL Honig
- 200-250 ml Kokosmilch

3.2.136 Avocado-Erdbeere-Banane

Zutaten:

- 1/2 Avocado
- 100 g Erdbeeren
- 1 kleine Banane
- 1 EL Leinsamen
- 1 EL Chia Samen
- 200-250 ml Mandelmilch

3.2.137 Avocado-Brombeere-Chia Samen-Banane

Zutaten:

- 1/2 Avocado
- 150 g Brombeeren
- 1 mittelgroße Banane
- 1 EL Kakao
- 1 EL Kokosöl
- 1 EL Chia Samen
- 1 EL Hanfsamen
- 1 TL Ahornsirup
- 200-250 ml Reismilch

3.2.138 Avocado-Rote Johannisbeere-Blaubeere

Zutaten:

- 1/2 Avocado
- 150 g Rote Johannisbeeren
- 150 g Blaubeeren
- 3-4 Basilikumblätter
- 4-5 Minzblätter
- 1 EL Matcha
- 1 EL Hanfsamen
- 1 TL Honig
- 200-250 ml Mandelmilch

3.2.139 Avocado-Karotte-Apfel-Aprikose

Zutaten:

- 1/2 Avocado
- 1 mittelgroße Karotte
- 1 mittelgroßer Apfel
- 1 Aprikose
- 1 EL Goji Beeren
- 200-250 ml Kokoswasser

3.2.140 Avocado-Rote Johannisbeere-Banane

Zutaten:

- 1/2 Avocado
- 100 g Rote Johannisbeeren
- 1 mittelgroße Banane
- 2 EL Goji Beeren
- 1 TL Chia Samen
- 1 TL Honig
- 200-250 ml Kokosmilch

3.2.141 Avocado-Birne-Banane-Erdbeere

Zutaten:

- 1 Avocado
- 1 mittelgroße Birne
- 1 kleine Banane
- 100 g Erdbeeren
- 2 EL Leinsamen
- 1 EL Chia Samen
- 1/2 TL Honig
- 1/4 TL Vanille
- 1/4 TL Zimt
- 200-250 ml Mandelmilch

3.2.142 Avocado-Orange-Ananas

Zutaten:

- 1 Avocado
- 1 Orange
- 300 g Ananas
- Saft von 1 Zitrone
- 2 EL Hanfsamen
- 2 EL Matcha
- 1 EL Aloe Vera
- 1 TL Honig
- 1/4 TL Zimt
- 200-250 ml Kokoswasser

3.2.143 Avocado-Apfel-Spinat-Erdnussbutter

Zutaten:

- 1/2 Avocado
- 2 mittelgroße Äpfel
- 150 g Spinat
- 2 EL Erdnussbutter
- 4 EL Kakao
- 1 TL Vanilleextrakt
- 1/2 TL Stevia
- 300-350 ml Kokosmilch

3.2.144 Avocado-Chiasamen-Mango

Zutaten:

- 1/2 Avocado
- 1 EL Chiasamen
- 1/2 Mango
- 1/2 EL Kokosöl
- 4-5 Eiswürfel
- 2 TL Honig
- 200-250 ml Mandelmilch

3.2.145 Avocado-Broccoli-Erdbeere-Trauben

Zutaten:

- 1/2 Avocado
- 2 kleine Broccoli
- 5 große Erdbeeren
- 150 g kernlose rote Trauben
- 1 EL Goji Beeren
- 1 TL Olivenöl
- 250-300 ml Kokoswasser

4 SAISONKALENDER

In unserer heutigen Zeit kann man fast alle Lebensmittel das ganze Jahr über zur Verfügung haben; besonders gesund ist das aber nicht. Bevor wir sie verzehren können, müssen Lebensmittel über weite Strecken transportiert werden. Dazu werden Obst und Gemüse noch vor der Reife geerntet, wodurch sie deutlich weniger Nährstoffe enthalten als voll ausgereifte Produkte. Dazu kommt, dass solche Lebensmittel oft stark mit Chemikalien belastet sind.

Versuchen Sie deshalb, immer dann wenn es möglich ist, auf Saisonware zurückzugreifen. So führen Sie ihrem Körper deutlich mehr Vitalstoffe und gleichzeitig wenigerSchadstoffe zu. Dem folgenden Saisonkalender können Sie entnehmen, zu welcher Jahreszeit die in Deutschland angebauten Obst-und Gemüsesorten erntefrisch zu haben sind.

	Jan	Feb	Mär	Apr	Mai	Jun	Jul	Aug	Sep	Okt	Nov	Dez
Apfel								■	■	■	■	
Aprikosen							■	■				
Birnen								■	■	■		
Blaubeeren							■	■				
Brombeeren							■	■	■			
Erdbeeren					■	■	■					
Feldsalat	■	■	■							■	■	■
Fenchel						■	■	■	■	■	■	
Grünkohl	■	■									■	■
Gurken				■	■	■	■	■	■			
Hagebutten									■	■	■	
Himbeeren						■	■	■				
Johannisbeeren						■	■	■				
Karotten						■	■	■	■	■		
Kirschen						■	■					
Kopfsalat	■	■	■	■	■	■	■	■	■	■	■	■
Löwenzahn			■	■	■	■	■	■	■			
Mangold					■	■	■	■	■	■		
Mirabellen							■	■				
Nektarinen							■	■				
Pfirsiche							■	■				
Pflaumen								■	■			
Preiselbeeren								■	■	■		
Rote Beete							■	■	■	■	■	
Rucola				■	■	■	■	■	■			
Sauerampfer				■	■							
Sellerie						■	■	■	■	■		
Spinat			■	■	■							
Spitzwegerich				■	■	■	■	■				
Trauben									■	■		

5 RECHTLICHES

Die Inhalte dieses Buches wurden mit höchster Sorgfalt recherchiert und geprüft. Der Autor übernimmt dennoch keinerlei Gewähr für die Aktualität, Richtigkeit und Vollständigkeit der bereitgestellten Informationen. Haftungsansprüche gegen den Autor, welche sich auf Schäden gesundheitlicher, materieller oder ideeller Art beziehen, die durch die Nutzung oder Nichtnutzung der dargebotenen Informationen bzw. durch die Nutzung fehlerhafter und unvollständiger Informationen verursacht wurden, sind grundsätzlich ausgeschlossen, sofern seitens des Autors kein nachweislich vorsätzliches oder grob fahrlässiges Verschulden vorliegt. Dieses Buch ist kein Ersatz für medizinische oder professionelle Beratung und Betreuung.

ISBN: 9781720394655
Imprint: CreateSpace Independent Publishing Platform

Impressum

Anita Baier
c/o Globalresources
Resavska 9
11000 Beograd

Printed in Poland
by Amazon Fulfillment
Poland Sp. z o.o., Wrocław

91308815R00076